Ratgeber Wechseljahre

Ratgeber zur Reihe Fortschritte der Psychotherapie
Band 54

Ratgeber Wechseljahre

Dr. Serena Lozza-Fiacco, Prof. Dr. Ulrike Ehlert

Serena Lozza-Fiacco
Ulrike Ehlert

Ratgeber Wechseljahre

Informationen für Betroffene und Angehörige

hogrefe

Dr. Serena Lozza-Fiacco, geb. 1989. Seit 2021 Psychotherapeutin unter Supervision an der Universität Zürich. Seit 2022 Postdoktorandin an der Universität Bern und Psychotherapeutin unter Supervision am Inselspital Bern, Tätigkeit in der Spezialsprechstunde für menopausale Beschwerden und unerfüllten Kinderwunsch.

Prof. Dr. Ulrike Ehlert, geb. 1960. Seit 1999 Ordinaria für Klinische Psychologie und Psychotherapie an der Universität Zürich. Sie leitet die Arbeitsgruppe für Verhaltensneurobiologie am Zentrum für Neurowissenschaften der Universität und ETH Zürich, die Postgradualen Weiterbildungen in Kognitiver Verhaltenstherapie, Verhaltensmedizin und in Klinischer Supervision sowie das Ambulatorium für Kognitive Verhaltenstherapie und Verhaltensmedizin im Psychotherapiezentrum der Universität Zürich.

Bibliografische Information der Deutschen Nationalbibliothek
Die Deutsche Nationalbibliothek verzeichnet diese Publikation in der Deutschen Nationalbibliografie; detaillierte bibliografische Daten sind im Internet über http://dnb.dnb.de abrufbar.

Hogrefe Verlag GmbH & Co. KG
Merkelstraße 3
37085 Göttingen
Deutschland
Tel. +49 551 999 50 0
Fax +49 551 999 50 111
info@hogrefe.de
www.hogrefe.de

Umschlagabbildung: © iStock.com by Getty Images / Tom Merton
Satz: Franziska Stolz, Hogrefe Verlag GmbH & Co. KG, Göttingen
Druck: mediaprint solutions GmbH, Paderborn
Printed in Germany
Auf säurefreiem Papier gedruckt

1. Auflage 2023

(E-Book-ISBN [PDF] 978-3-8409-3201-4; E-Book-ISBN [EPUB] 978-3-8444-3201-5)
ISBN 978-3-8017-3201-1
https://doi.org/10.1026/03201-000

Inhalt

Vorwort

Es gibt unterschiedliche Gründe dafür, dass Sie dieses Buch gerade in den Händen halten. Vielleicht sind Sie jetzt in den Wechseljahren oder merken erste Veränderungen im Zyklus, der Stimmung oder im Schlaf, und möchten sich darüber informieren, was gerade mit Ihrem Körper passiert. Es kann auch sein, dass Sie starke Symptome wie heftige Hitzewallungen verspüren und anhand dieses Buchs lernen wollen, besser damit umzugehen. Natürlich kann es auch sein, dass Sie noch nicht in den Wechseljahren sind und es noch einige Jahre hin sein wird, bis diese bei Ihnen auftreten, Sie sich aber trotzdem schon mal darauf vorbereiten möchten. Vielleicht steht Ihnen ein gynäkologischer Eingriff bevor, durch welchen Sie rasch in die Menopause kommen. Unabhängig von Ihren Gründen hoffen wir, mit diesem Ratgeber Ihre Fragen zu beantworten und Ihnen Anregungen zum Umgang mit den Wechseljahren zu bieten.

Was erwartet Sie in diesem Buch? Es ist eine Zusammenstellung von wissenschaftlichen Befunden zu biologischen, psychologischen und sozialen Besonderheiten der Wechseljahre. Der erste Teil des Buches beinhaltet viele Informationen zu hormonellen Veränderungen in den Wechseljahren. Auch werden mögliche Symptome aufgezeigt, die während der Wechseljahre auftreten können, sowie Erkrankungen, die nach den Wechseljahren vermehrt vorkommen. Im zweiten Teil wird gezeigt, wie sich die Sicht auf die Frauen in den Wechseljahren in den letzten 100 Jahren gewandelt hat. Auch wird in diesem Teil des Buches gezeigt, wie die Gesundheit der Frau durch Körper, Geist und Soziales beeinflusst wird, d.h. nicht nur durch die sich verändernden Hormone. Im dritten Teil des Buches werden Anregungen dafür gegeben, was gegen unangenehme Symptome gemacht werden kann. Dazu gehören auch Übungen zum Selbstausprobieren. Da auch Angehörige und Freunde erleben, wie eine Frau durch die Wechseljahre geht, und Beziehungen sich in dieser Zeit verändern können, werden im letzten Teil des Ratgebers Anregungen gegeben, um über diese Beziehungen nachzudenken.

Zwei Frauen, Verena und Ella, werden Sie durch diesen Ratgeber begleiten. An verschiedenen Stellen im Ratgeber werden Sie mehr über die beiden und ihren Umgang mit den Wechseljahren erfahren.

Zürich, Oktober 2022

Serena Lozza-Fiacco
und *Ulrike Ehlert*

1 Die „Wechseljahre" – Weshalb sind sie für Frauen ein relevantes Thema?

Früher oder später sind alle Frauen mit dem Thema konfrontiert: die Wechseljahre. Sie sind ein normaler Vorgang, den jede Frau erleben wird, und keine Krankheit. Trotzdem scheint oft eine graue Wolke über diesem Thema zu schweben und es wird mit vorgehaltener Hand darüber gesprochen: „Naja du weißt schon. Ich bin im Wandel."

Was sind die Wechseljahre und was ist die Menopause?

Das Wort *Menopause* bezeichnet den Zeitpunkt der letzten monatlichen Blutung. Dabei kann der Zeitpunkt der Menopause nur rückwirkend nach einem Jahr ohne monatliche Blutungen festgestellt werden. Im Mittel erreichen Frauen in westlichen Ländern die Menopause mit rund 51 Jahren. Im Volksmund wird der Begriff Menopause oft synonym mit den Begriffen *Wechseljahre* oder *Abänderung* (Schweiz) verwendet, was so nicht richtig ist. Die Wechseljahre oder die Abänderung bezeichnet die im Durchschnitt zwei bis acht Jahre vor der Menopause. Es sind gerade diese Zeit und die ersten Jahre nach der Menopause, in der Frauen von Symptomen am stärksten betroffen sein können.

Rund 10 % der deutschsprachigen Bevölkerung sind aktuell in den Wechseljahren. Die Wechseljahre sind die letzte von mehreren hormonellen Übergangsphasen der Frau. Die erste Menstruation (die *Menarche*) bringt neben monatlichen Blutungen auch sexuelles Verlangen, Fruchtbarkeit, das Abenteuer romantischer Beziehungen und das Gefühl, „Frau geworden zu sein". Die Schwangerschaften bringen Babys, Elternglück und eine Veränderung der Werte als Frau, mit einem meist stärkeren Fokus auf die Familie. Doch was bringen die Wechseljahre und die Menopause? Manche Frauen empfinden es so, als ob etwas wegfallen und nichts Neues dazukommen würde. So, als ob eine Lücke entsteht. Andere Frauen verbinden damit eine gewisse Gelassenheit und ein „Nicht-mehr-Müssen". Wieder andere Frauen empfinden einen Wegfall der sozialen Lasten, die sie in ihren 20ern und 30ern noch mit sich herumgetragen hatten, wie beispielsweise die Fragen „Wann heiratest du denn endlich?“ oder „Wann kommen denn nun endlich die Kinder?“. Die mit der Menopause zwangsläufig abgeschlossene Kinderplanung kann entsprechend erleichternd sein, aber auch nochmals aufzeigen, dass dieser Teil des Lebens nun endgültig abgeschlossen ist. Auch der Wegfall der Menstruation, prämenstrueller Beschwerden oder des Verhütungsthemas, kann erleichternd sein. Nicht zuletzt können die Wechseljahre und die Menopause so auch zu einer Neuentdeckung der eigenen Sexualität führen.

Zusammengefasst: Das Erleben der Wechseljahre ist sehr individuell. Während einige Frauen gut durch die Wechseljahre kommen und den Veränderungen durchaus Positives abgewinnen können, ist diese Zeit für andere Frauen von Beschwerden und Abschieden geprägt. Es gibt kein richtiges oder falsches „Durch-die-Wechseljahre-Gehen“. Es geht vielmehr darum, den ganz eigenen Umgang zu finden, so wie dies Ella und Verena machen.

1.1 Hormonelle Veränderungen während der Wechseljahre

Beispiel: Ella

Ella wird bald 50, ist seit 30 Jahren mit einem Versicherungsfachmann verheiratet, hat zwei erwachsene Kinder und wird demnächst Oma. Ihr Sohn und ihre Tochter wohnen in der näheren Umgebung ihres Wohnhauses. Ella verwendet viel Zeit auf ihr Blumengeschäft, das sie vor zehn Jahren eröffnet hat und inzwischen erfolgreich mit drei Angestellten führt. Aufgrund ihrer selbstständigen Berufstätigkeit hat sie wenig Zeit für Freizeitaktivitäten, geht jedoch regelmäßig zum Frauenturnen im örtlichen Sportverein. Anfallende Hausarbeiten teilt sie sich mit ihrem Mann. Ella hat vor zwei Jahren erste Zyklusunregelmäßigkeiten, Schweißausbrüche und eine Gewichtszunahme festgestellt. Sie ist darüber nicht sehr glücklich, denkt sich aber, dass es wohl „normal“ ist, in die Wechseljahre zu kommen.

Beispiel: Verena

Verena ist eine 51-jährige Ärztin. Sie ist seit 21 Jahren verheiratet, lebt mit zwei Töchtern, die noch studieren, und ihrem Ehemann, der sich stark für seinen Beruf als Manager engagiert, in einem gepflegten Einfamilienhaus. Sie arbeitet zu 60 % in einer ärztlichen Gemeinschaftspraxis und ist an ihren Heimatort gebunden. Bei den Haushaltsarbeiten wird sie durch eine Stundenhilfe unterstützt. Seitdem die Kinder älter geworden sind, verbringt sie ihre freie Zeit meist mit Einkäufen und der Pflege ihres Äußeren. Seit einem Jahr treten bei Verena stark verlängerte Menstruationszyklen auf. Die bereits früher aufgetretenen Stimmungseinbrüche sind häufiger geworden und sie leidet an Reizbarkeit und Schlafstörungen.

1.1.1 Weshalb kommen Frauen in die Wechseljahre?

Wahrscheinlich haben sich fast alle Frauen schon einmal gefragt, weshalb sie in die Wechseljahre kommen und ihre Fruchtbarkeit verlieren, während Männer bis ins hohe Alter zeugungsfähig bleiben. In der Medizin wird dieser Frage seit dem 20. Jahrhundert nachgegangen. Annahmen und Mythen zur Menopause gibt es aber schon seit tausenden von Jahren.

Was ist die ovarielle Reserve?

Frauen werden mit einer bestimmten Anzahl Eizellen in ihren Eierstöcken geboren. Das ist die *ovarielle Reserve* (*Ovar* = Eierstock). Die Größe dieser Reserve unterscheidet sich von Frau zu Frau.

Die Eizellen *(Oozyten)* sitzen geschützt in Eibläschen *(Follikeln)* im Eierstock. Mit jedem monatlichen Zyklus wächst eine Anzahl dieser Follikel heran *(antrale Follikel)* und wird entweder vom Körper wieder abgebaut oder reift bis zum Sprung des dominanten Follikels *(Ovulation)* heran. Beim Eisprung platzt der Follikel und lässt die Eizelle in den Eileiter. Das gesprungene Ei kann dann über Spermien befruchtet werden und zu einer Schwangerschaft führen. Der Rest des gesprungenen Follikels wird abgebaut und schüttet dabei Hormone aus, welche entweder die Gebärmutterwand für eine Einnistung des befruchteten Eis vorbereiten oder, wenn es keine Befruchtung gab, das Abtragen der Gebärmutterwand einleiten (monatliche Blutung).

Während der Mann Spermien neu produziert, nimmt die Follikelanzahl bei Frauen also allmählich ab. Daher ist der Begriff Reserve sehr passend. Schon bevor Frauen Kinder bekommen können, schrumpft diese Reserve. Ab ca. 35 Jahren verläuft dieser Verlust dann schneller, bis irgendwann die Zahl an

Follikeln so klein ist, dass sie den monatlichen Zyklus nicht mehr unterstützen können und dieser dann ganz ausbleibt *(Menopause)*. Zudem nimmt mit zunehmendem Alter die Qualität der Eizellen ab, was es schwieriger machen kann, schwanger zu werden.

1.1.2 Wovon hängt es ab, ob die Menopause früh oder spät eintritt?

Vor allem eine frühe Menopause ist oft erblich bedingt. Aber auch Faktoren wie geringes Körpergewicht, Mangel- oder Unterernährung oder Rauchen können dazu führen, dass eine Frau früher als der Durchschnitt (also vor dem Alter von 51 Jahren) in die Menopause kommt. Erleben Frauen die Menopause vor dem 40. Lebensjahr, so wird dies als *vorzeitige Menopause* bezeichnet. Hierbei könnte es sich um eine Form von Autoimmunerkrankung handeln, bei der der Körper die ovarielle Reserve angreift. Auch der Alterungsverlauf bestimmter Hirngebiete könnte den Zeitpunkt der Menopause mitbestimmen. Denn der Menstruationszyklus und das Ausbleiben der Menstruation wird nicht nur über die Eierstöcke gesteuert, sondern auch über Pulsgeber im Gehirn. Darüber hinaus können Behandlungen wie die Entfernung der Eierstöcke oder eine Chemotherapie zu einer vorzeitigen Menopause führen.

1.1.3 Was passiert mit dem Zyklus in den Wechseljahren?

Nach der Pubertät spielt sich der weibliche Menstruationszyklus im Durchschnitt bei ca. 28 Tagen ein, wobei auch Schwankungen von drei bis vier Tagen durchaus normal sind. Dabei ist Tag 1 der Beginn der Blutung, während der letzte Tag vor der nächsten Blutung den Abschluss eines Zyklus darstellt (vgl. Abbildung 1).

Manche Frauen können sich auf einen immer gleich langen Zyklus einstellen und dadurch genau vorhersagen, wann ihr nächster Zyklus beginnt. Andere Frauen neigen bereits in jüngeren Jahren zu unregelmäßigen Zyklen. Frauen zwischen 25 und 35 Jahren haben in den meisten ihrer Zyklen einen Einsprung *(Ovulation)*. Nur gerade 0 bis 5 % aller Zyklen verlaufen ohne Eisprung *(anovulatorisch)*. Entsprechend ist es in den meisten der Zyklen theoretisch möglich, schwanger zu werden. Auch in den Wechseljahren kann frau in jedem ovulatorischen Zyklus (Zyklus mit Eisprung) noch schwanger werden.

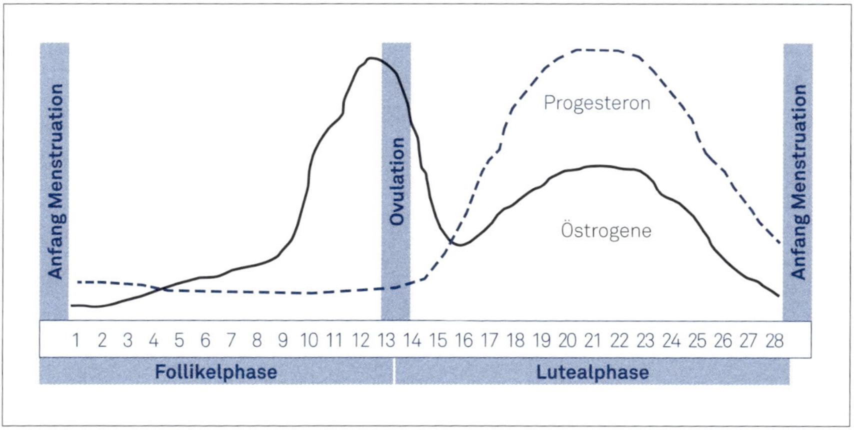

Abbildung 1: Die Phasen und hormonellen Veränderungen im Menstruationszyklus

In den Wechseljahren werden die Zyklen zuerst länger oder kürzer als gewohnt. Neben Symptomen wie Hitzewallungen und dem Alter ist die veränderte Länge des Zyklus ein erstes Zeichen dafür, dass die Wechseljahre beginnen. Auch die monatliche Blutung kann sich verändern und länger oder kürzer und stärker als gewohnt werden. Insbesondere die erste Phase des Zyklus (die *Follikelphase*) verändert sich in der Länge, je nachdem ob es zu einem Eisprung kommt oder nicht. Die Phase nach dem Eisprung (die *Lutealphase*) bleibt dabei in der Länge eher stabil.

Was untersucht Ihre Ärztin oder Ihr Arzt, um herauszufinden, ob Sie in den Wechseljahren sind?

Das Alter, mögliche Symptome und die veränderte Länge des Zyklus sind bei einer Frau die wichtigsten Kriterien, um die Wechseljahre zu erkennen. Es können auch Hormonwerte aus Blutproben bestimmt werden. Diese müssen jedoch mehrfach (mindestens dreimal) entnommen und dann gemessen werden, um wirklich Aussagen treffen zu können. Dieser Aufwand und die damit verbundenen Kosten sind jedoch in den meisten Fällen nicht nötig.

Ausnahme sind dabei Frauen, denen entweder die Gebärmutter entfernt wurde *(Hysterektomie)* oder die sich einer Verödung der Gebärmutterschleimhaut *(Endometriumsablation)* unterzogen haben und deshalb keine monatlichen Blutungen mehr haben. Entsprechend ist es in solchen Fällen auch schwieriger festzustellen, ob die Wechseljahre schon erreicht sind oder nicht. In solchen Fällen sind Hormonmessungen zur Einschätzung sinnvoll.

1.1.4 Was passiert mit den Hormonen in den Wechseljahren?

Es gibt verschiedene Hormone, die eng mit den Wechseljahren verbunden sind und die wir daher im Folgenden etwas genauer vorstellen.

Follikelstimulierendes Hormon (FSH) und Luteinisierendes Hormon (LH)

Diese beiden Hormone sind *Gonadotropine*, was bedeutet, dass sie auf die *Gonaden* (bei der Frau die Eierstöcke) einwirken. Im Eierstock regen sie das Wachstum der Follikel an. Gebildet werden FSH und LH im Gehirn (genauer gesagt in der *Hypophyse*) und gelangen über das Blut zu den Eierstöcken. Das FSH ist für die Entwicklung funktionsfähiger Eizellen zentral. Das LH löst den Eisprung aus. Zusammen regen sie die Produktion von Östrogenen *(Follikelhormone)* und Progesteron *(Gelbkörperhormon)* in den Eierstöcken an. Die FSH-Produktion wird durch die Menge an Östrogen und Progesteron im Blut beeinflusst. Ein hoher Östrogen- und Progesteronspiegel im Blut bewirkt eine geringe Ausschüttung von FSH von der Hirnanhangsdrüse. Fallen die Östrogen- und Progesteronspiegel im Blut ab, steigt die Ausschüttung von FSH. Die vier Hormone beeinflussen sich also gegenseitig.

Sinken in den Wechseljahren die Östrogen- und Progesteronspiegel allmählich ab, versucht der Körper durch eine gesteigerte Bildung von FSH die Funktion der Eierstöcke wieder zu entfachen. In der Folge steigt der FSH-Spiegel im Blut stark an und kurbelt die Bildung von Östrogenen noch ein letztes Mal so richtig an. Die höchsten FSH-Spiegel werden ca. ein Jahr nach der Menopause erreicht und sinken erst einige Jahre nach der Menopause wieder.

Östrogene und Progesteron

Zu den Östrogenen werden das Östradiol, das Östriol und das Östron gezählt. Sie werden im Follikel in den Eierstöcken gebildet. Genauer gesagt in Zellen im Follikel *(Granulosazellen)*, welche die Eizelle umgeben. Östrogene können auch außerhalb der Eierstöcke, beispielsweise in der Nebennierenrinde oder dem Fettgewebe gebildet *(aromatisiert)* werden. Sie sorgen unter anderem für den Aufbau der Gebärmutterschleimhaut während des monatlichen Zyklus und die Bildung sowie die Verflüssigung des Gebärmutterschleims *(Zervixschleim)* um den Eisprung herum. Das Progesteron wird von dem während des Eisprungs geplatzten Follikel gebildet. Das Progesteron sorgt im Falle einer Befruchtung der Eizelle unter anderem für die Einnistung der Eizelle in die Gebärmutterschleimhaut. Ohne Einnistung wird der Gelbkörper zurückgebildet, das Progesteron fällt ab und es kommt zur monatlichen Blutung.

Die Östrogene (insbesondere Östradiol) und das Progesteron werden im Laufe der Wechseljahre weniger und sind danach nur noch in minimalen Mengen vorhanden. Dabei kommt es aber in den Wechseljahren insbesondere beim Östradiol zu starken Schwankungen. So gibt es Zeiten, in denen die Frau bereits so tiefe Östradiolspiegel wie nach der Menopause hat. Zu anderen Zeiten wird aber wieder mehr Östradiol produziert, zum Teil sind die Mengen dann höher als bei jungen Frauen. Wie oben bereits erwähnt, liegt das daran, dass das FSH nochmals versucht, die Östradiolbildung anzukurbeln. Insgesamt herrscht ein relativer Überschuss von Östrogenen im Vergleich zum Progesteron. Dieses Hin und Her der gebildeten Hormonmengen begünstigt Störungen des Zyklus und zeigt sich in unregelmäßigen Menstruationsblutungen.

Anti-Müller-Hormon (AMH)

Das AMH gibt Aufschluss über die ovarielle Reserve. Es zeigt also indirekt an, wie viele Follikel noch vorhanden sind. Das AMH wird wie die Östrogene in den Granulosazellen im Follikel gebildet. Je näher die Menopause rückt, desto tiefer wird der AMH-Spiegel im Blut. Das AMH erlaubt jedoch keine ganz genaue Vorhersage des Zeitpunkts der Menopause.

Ein hohes FSH und ein tiefes AMH – Wo liegen die Werte in verschiedenen Phasen?

In der gynäkologischen Praxis wird Blut genommen, aus dem dann bestimmte Hormonspiegel wie beispielsweise des AMH oder FSH bestimmt werden können. Die Werte einer einzelnen Frau können dann mit Referenzwerten, die meist aus großen Studien stammen, verglichen werden. Diese Referenzwerte können so helfen, einzuordnen, was ein bestimmter einzelner Wert bedeutet. Tabelle 1 zeigt Referenzwerte fünf verschiedener Hormone zu unterschiedlichen Zeitpunkten während des Menstruationszyklus sowie für die Jahre nach der Menopause *(Postmenopause)*.

Tabelle 1: Referenzwerte für die Blutspiegel bestimmter Hormone zu unterschiedlichen Zeitpunkten

Hormone	Follikelphase	Ovulation	Lutealphase	Postmenopause
FSH	3,5–12,5 mlE/ml	4,7–21,5 mlE/ml	1,7–7,7 mlE/ml	25,5–134,8 mlE/ml
LH	2,4–12,6 mlE/ml	14–95,6 mlE/ml	1,0–11,4 mlE/ml	7,7–58,5 mlE/ml
Östradiol	12,5–166 ng/l	85,8–498 ng/l	43,3–211 ng/l	bis 54,7 ng/l
Progesteron	0,2–1,5 ng/ml	0,8–3,0 ng/ml	1,7–27,0 ng/ml	0,1–0,8 ng/ml
AMH	1,0–8,0 µg/l	1,0–8,0 µg/l	1,0–8,0 µg/l	unter 0,4 µg/l

Anmerkungen: mlE = IE/L (internationale Einheit); ml = Milliliter; l = Liter; ng = Nanogramm; µg = Mikrogramm

Nach einer Chemotherapie, bei einer chronischen Erkrankung wie einer HIV-Infektion oder bei einem erblichen Risiko für eine frühzeitige Menopause treffen diese Werte möglicherweise nicht zu.

1.2 Merkmale der Wechseljahre und dazugehörende Krankheiten

Beispiel: Ella

Ella hatte über mehrere Wochen viel im Blumengeschäft zu tun. Ausgerechnet einen Tag, bevor sie auf eine Floristikeinkaufsmesse fahren will, hat sie sich den Knöchel gebrochen. Sie wird operiert und fällt für einige Wochen im Geschäft aus. Obwohl sie sich Sorgen macht, dass im Geschäft alles „rund" läuft, kann sie ganz gut „loslassen" und lässt sich von ihrem Mann und einer Freundin verwöhnen. Endlich hat sie mal so richtig Zeit zum Schmökern. Allerdings kommt dann der nächste Schreck. Die Ärzte wollen wissen, ob ihre Knochendichte noch im gesunden Bereich liegt. Bei der Messung werden geringe Mengen an Röntgenstrahlen z. B. auf die Wirbelsäule gelenkt und es wird dann abgelesen, wie viel Strahlung „geschluckt" wird. Je mehr geschluckt wird, desto dichter der Knochen. Leider schaut das nicht so gut aus. Der Knöchel war wohl auch deshalb anfällig für einen Bruch.

Beispiel: Verena

Verena hadert mit ihrem Schicksal. Sie findet, dass ihre Töchter „immer" ihren eigenen Interessen nachgehen und nur dann zu ihr kommen, wenn sie etwas von ihr brauchen. Auch in ihrem Mann sieht sie keine Stütze. Er macht „nie" etwas im Garten, geschweige im Haushalt. Sie hat das Gefühl, dass sie von der ganzen Familie ausgenutzt wird und keiner ihre Anstrengungen, ein schönes Familienleben zu organisieren, wertschätzt. Sie vergleicht sich oft mit ihren Bekannten und hat dann das Gefühl, dass es die anderen viel besser haben. Zu allem Übel hat sie seit Monaten immer stärkere Probleme mit dem Schlafen. Sie schläft insbesondere nach einem Arbeitstag in der Praxis um 21:00 Uhr vor dem Fernseher ein, aber wenn sie dann im Bett liegt, wacht sie um 3:00 Uhr morgens auf und kann nicht mehr einschlafen, grübelt über ihre Probleme nach, hat unruhige Beine, schwitzt, steht auf und isst etwas aus dem Kühlschrank und schlägt sich schlaflos durch die verbleibende Nacht. Dementsprechend erschöpft und ausgelaugt fühlt sie sich am nächsten Tag.

Die Häufigkeit und Dauer von Symptomen in den Wechseljahren sind von Frau zu Frau sehr unterschiedlich. Etwa 20 % der Frauen beschreiben keine einschränkenden Symptome in den Wechseljahren, rund 60 % leichte bis mittelgradige und weitere 20 % schwere Symptome. Schlafstörungen, Hitzewallungen oder Stimmungsveränderungen können mit dem Absinken und den starken Schwankungen des Östradiols in den Wechseljahren eng verbunden sein. Neben den hormonellen Veränderungen spielen aber auch psychische und soziale Faktoren eine große Rolle und können mitbeeinflussen, ob jemand bestimmte Symptome entwickelt oder nicht. Die Abnahme der Knochendichte unter einen kritischen Wert *(Osteoporose)* oder Herz-Kreislauf-Erkrankungen sind eher langfristige Folgen des sehr niedrigen Östradiolspiegels nach dem Erreichen der Menopause. In den Wechseljahren sind diese Erkrankungen also oft noch nicht vorhanden, aber es können erste Anzeichen dafür gefunden werden.

1.2.1 Die einzelnen Phasen der Wechseljahre

Insgesamt werden grob drei Phasen unterteilt, die vom ersten Einsetzen hormoneller Veränderungen bis zum Erliegen der ovariellen Reserve führen: die *Prämenopause*, die *Perimenopause* und die *Postmenopause*.

Eigentlich gehören alle Phasen vor der Menopause zur *Prämenopause*. Mit dem Begriff Prämenopause wird aber häufig die Zeit bezeichnet, in der Frauen über 40 langsam beginnen, unregelmäßige, vor allem kürzere Zyklen, stärkere Blutungen und mehr prämenstruelle Beschwerden *(PMS)* zu haben. Diese Zeit wird auch die *späte reproduktive Phase* genannt. Wechseljahrsbeschwerden sind dann oft noch nicht oder nur ganz schwach vorhanden. Deshalb fällt vielen Frauen noch gar nicht auf, dass sie bald in die Wechseljahre kommen.

Die *Perimenopause* ist oft die Zeit der stärksten Symptome, wobei auch in der Perimenopause keineswegs alle Frauen zu Symptomen neigen und deshalb nach wie vor Beschwerdefreiheit bestehen kann. In dieser Zeit nimmt die Unregelmäßigkeit der Zyklen zu. In der späten Perimenopause bleibt immer häufiger die Blutung für 60 Tage und mehr aus, aber noch nicht für mehr als 12 Monate.

Die *Menopause* ist der Zeitpunkt der letzten Monatsblutung. Sie wird deshalb rückwirkend nach 12 Monaten ohne monatliche Blutungen festgestellt.

Die *Postmenopause* wird umgangssprachlich oft auch als Menopause bezeichnet. Richtig ist, dass die gesamte Lebensphase nach der letzten monatlichen Blutung *(Menopause)* als Postmenopause bezeichnet wird. Gerade in den ersten Jahren dieser Lebensphase können Symptome wie Hitzewallungen nach wie vor relativ stark sein. Durchschnittlich verbringen Frauen rund ein Drittel ihres Lebens in der Postmenopause.

Falls Sie Interesse daran haben herauszufinden, ob Sie in den Wechseljahren sind, empfehlen wir Ihnen, den Selbsttest zu machen, den wir für Sie erstellt haben. Dieser ersetzt zwar nicht die Einschätzung durch Ihre Gynäkologin oder Ihren Gynäkologen, aber das Ergebnis gibt einen Hinweis darauf, ob die Wechseljahre bei Ihnen ein Thema sind. Den Test finden Sie als Arbeitsblatt 1 im Anhang dieses Buches (vgl. Seite 83).

1.2.2 Hitzewallungen und nächtliches Schwitzen

Hitzewallungen sind mit Sicherheit *das* typische Symptom der Wechseljahre. In verschiedenen Befragungen hat jede zweite bis fünfte Frau in der Prämenopause Hitzewallungen beschrieben. In der Perimenopause ist es gut die Hälfte aller Frauen. Postmenopausal liegen bei 30 bis 80 % der Frauen noch Hitzewallungen vor, wobei sie insbesondere in den ersten fünf Jahren nach der Menopause noch sehr stark sein können. Im Durchschnitt erleben Frauen diese Symptome für insgesamt fünf bis zehn Jahre.

Merke: Hitzewallungen und nächtliches Schwitzen

Hitzewallungen und nächtliches Schwitzen werden als *vasomotorische Symptome* bezeichnet. Diese gelten als die einzigen Symptome, die ganz eindeutig mit den Wechseljahren in Verbindung stehen.

Bei einer operativen Entfernung der Eierstöcke sind die vasomotorischen Symptome meist stärker ausgeprägt, als wenn Frauen eine natürliche Menopause erleben, da nach der Operation die Sexualhormone (z. B. FSH, LH, Östrogene, Progesteron) sehr schnell abfallen.

Was passiert bei einer Hitzewallung?

Hitzewallungen kündigen sich oft an. Ein Hitzegefühl wandert dann ausgehend von der Brust oder dem Bauch in Arme, den Hals und das Gesicht. Gleichzeitig steigt die Herzrate an, es kommt zu einer Ausschüttung von Adrenalin und die Blutgefäße dehnen sich aus. Dadurch kommt es zu Hautrötung und Schwitzen am Kopf, am Nacken und an der Brust.

Eine Hitzewallung kann zwischen fünf Minuten und einer Stunde andauern. Die Intensität kann von mild bis schwer reichen und zum Hitzegefühl können Schwitzen und eine Beeinträchtigung der Aktivität kommen. Etwa 10 bis 15 % aller betroffenen Frauen müssen alle Aktivitäten unterbrechen, weil die Hitzewallung so stark ist.

Wie häufig Hitzewallungen erlebt werden, ist sehr individuell und kann von seltenem Auftreten bis zu mehrfach täglichem Erleben reichen.

Die genauen Auslöser vasomotorischer Symptome sind nach wie vor unklar. Wahrscheinlich handelt es sich um eine stärkere Sensitivität der zentralen Wärmesteuerung im Gehirn, genauer gesagt im *Hypothalamus*. Der Temperaturregler im Hypothalamus ist bei Frauen mit vasomotorischen Symptomen sehr fein eingestellt und führt so schon bei kleinen Veränderungen der Körperkerntemperatur oder beim Trinken von Kaffee oder Alkohol zu Hitzeempfindungen oder Frösteln.

Exkurs: Was ist die thermoneutrale Zone?

Die thermoneutrale Zone ist der Temperaturbereich, in dem die Körperkerntemperatur schwanken kann, ohne eine körperliche Gegenreaktion auszulösen. Steigt die Körperkerntemperatur beispielsweise an einem heißen Sommertag deutlich an, beginnt man zu schwitzen, um den Körper zu kühlen. Das Schwitzen ist die Gegenreaktion unseres Körpers. Wird die Kerntemperatur hingegen zu niedrig, so kommt es zu Frösteln, um den Körper durch die Anspannung der Muskeln wieder zu erwärmen.

Der normale Bereich, in dem Schwankungen der Körperkerntemperatur ohne Schwitzen oder Frösteln möglich sind, wird als *thermoneutrale Zone* bezeichnet. Bei Frauen mit Hitzewallungen und nächtlichem Schwitzen ist diese Zone sehr schmal (vgl. Abbildung 2, Bild links), während die Zone bei Frauen ohne Hitzewallungen viel breiter ist (vgl. Abbildung 2, Bild rechts).

Hitzewallungen und nächtliches Schwitzen können durch bestimmte Bedingungen begünstigt werden. Folgende Auslöser und Risikofaktoren sind bekannt:

- Heiße Getränke,
- Rotwein,
- hohe Umgebungstemperatur,
- scharfe Speisen,
- Emotionen wie Ängstlichkeit,
- Stress (durch mehr Adrenalin),
- Lebensstilfaktoren wie Rauchen,
- Medikamente,
- erbliche Veranlagung.
- Bei Ängstlichkeit oder depressiver Verstimmung werden Hitzewallungen und nächtliches Schwitzen als störender empfunden.

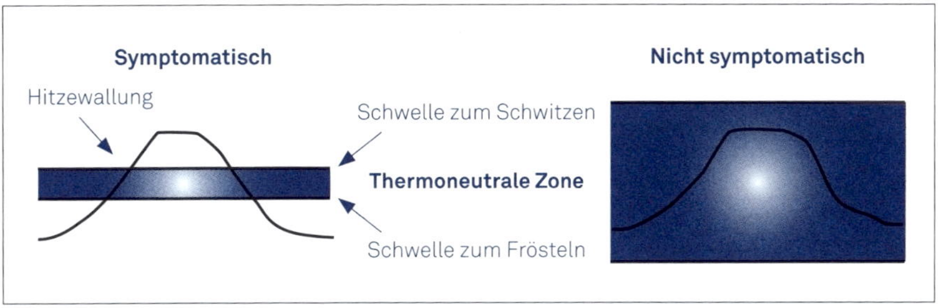

Abbildung 2: Die thermoneutrale Zone bei Frauen mit Hitzewallungen (links) und ohne (rechts)

1.2.3 Schlafstörungen

Vielleicht kennen Sie das auch: Wenn wir gut schlafen, dann tritt das Thema Schlaf völlig in den Hintergrund und wir denken gar nicht an den Schlaf, bis wir abends wieder müde im Bett liegen. Schlafen wir hingegen schlecht, dann ist das Thema Schlaf auch am Tag ein ständiger Begleiter. Dabei gibt es viele Formen von schlechtem oder nicht erholsamem Schlaf. Er kann zu kurz oder (eher seltener) auch zu lang sein, lang genug, aber nicht erholsam, oder immer wieder unterbrochen werden. Folgen davon sind Tagesmüdigkeit, Tagesschläfrigkeit, Konzentrationsprobleme oder Gereiztheit. Die Erwartung, dass der Schlaf auch in der nächsten Nacht wieder schlecht werden könnte, kann dann der Anfang eines schwer zu durchbrechenden Teufelskreises sein.

Was sind typische Schlafstörungen in den Wechseljahren?

In den Wechseljahren leidet neben den bereits beschriebenen Hitzewallungen gut die Hälfte aller Frauen unter Schlafproblemen. Besonders oft (bei ca. 50 % aller Frauen) kommen Ein- und Durchschlafstörungen *(Insomnien)* vor. Aber auch das Risiko für nächtliche Atemaussetzer *(Schlafapnoe)* oder unruhige, schmerzende Beine, die zu Störungen des Schlafs führen (*Restless-Legs-Syndrom* und *Periodic-Limb-Movement-Störung*) treten gehäuft auf. So haben ca. 20 % der Frauen ab 44 haben ein *Restless-Legs-Syndrom* und das Risiko für atmungsbezogene Schlafstörungen steigt mit jedem Jahr nach der Menopause um gut 4 % an.

Es gibt zahlreiche Auslöser und Risikofaktoren für Schlafstörungen, weshalb es schwierig ist, einen alles erklärenden Problemfaktor zu finden. Ein der Menopause klar zuordenbarer Faktor ist das nächtliche Schwitzen. Dieses kann so stark sein, dass es zu nächtlichem Erwachen und nachfolgendem langem Wachliegen führen kann.

Weitere Auslöser und Risikofaktoren für Schlafstörungen in den Wechseljahren sind:

- Hormonelle Veränderungen,
- Hitzewallungen,
- frühere Schlafstörungen,
- Schlafstörungen im Rahmen von psychischen Erkrankungen,
- Stress,
- körperliche Schmerzen,
- Medikamente zur Behandlung von Allergien oder Schilddrüsenfunktionsstörungen,
- bestimmte Antidepressiva.

Warum geht die Ein- und Durchschlafstörung nicht wieder weg?

Ist die Ein- und Durchschlafstörung *(Insomnie)* erst einmal da, gibt es verschiedene Verhaltensweisen, die dazu führen können, dass die Insomnie nicht mehr weggeht, also chronisch wird. Zum Beispiel sind Personen mit einer chronischen Insomnie häufig davon überzeugt, dass sie den verpassten Schlaf aus der Nacht am Tag nachholen müssen. In Tabelle 2 werden Beispiele genannt und erklärt, weshalb dieses Verhalten die Insomnie eigentlich „am Leben hält“. Die Tabelle enthält auch einige Tipps und Tricks für einen besseren Umgang mit Schlafstörungen. Weitere Ratschläge finden Sie in Kapitel 3.2.2.

Tabelle 2: Verhaltensweisen, die Schlafstörungen aufrechterhalten

Schlafen während des Tages	Gegen einen „Power-Nap“ ist nichts einzuwenden, solange der Nachtschlaf nicht darunter leidet. Falls Sie regelmäßig am Tag schlafen und merken, dass Sie zur eigentlichen Schlafenszeit nicht müde sind oder Probleme haben, einzuschlafen, dann versuchen Sie den Mittagsschlaf zu verkürzen oder ganz darauf zu verzichten. Es wird einige Tage dauern, bis sich der Körper daran gewöhnt hat. Danach werden Sie abends jedoch müder sein und so auch besser ein- und durchschlafen können.
Morgens noch länger liegen bleiben	Wie häufig haben Sie das schon erlebt? Nach einem gemütlichen Abend mit Freunden wurden Sie nachts immer wieder wach. Viel zu früh geht der Wecker morgens los und am liebsten würden Sie einfach noch liegen bleiben. Versuchen Sie dennoch, zügig aufzustehen. Unser Körper schüttet am Morgen, insbesondere nach dem Aufwachen, eine große Menge des Stresshormons Kortisol aus, was uns hilft, besser aus den Federn zu kommen. Verschlafen wir diesen natürlichen Wecker, dann fällt es uns später am Tag deutlich schwerer, aufzustehen.
Sich nachts im Bett wälzen, ohne zu schlafen	Kennen Sie das? Sie wälzen sich abends oder in der Nacht hin und her und können nicht einschlafen. Je länger Sie sich herumwälzen, desto schwerer wird es, wieder einzuschlafen. Stehen Sie deshalb besser auf. Gehen Sie aus dem Schlafzimmer, holen Sie sich ein Glas Wasser oder setzen Sie sich auf einen Stuhl und lesen bei gedimmtem Licht eine Zeitschrift oder ein Buch (besser kein E-Book oder Handy, weil das Licht die Produktion des Schlafhormons Melatonin blockieren kann). Sie werden merken, dass Sie so auf andere Gedanken kommen und mit der Zeit ruhiger und wieder müde werden. Legen Sie sich erst dann wieder ins Bett, um zu schlafen.

Tabelle 2: Fortsetzung

Abends oder nachts auf die Uhr schauen, wenn man nicht schlafen kann	„Schon wieder 3:00 Uhr morgens und ich kann nicht schlafen! In drei Stunden muss ich dann aufstehen und ich weiß jetzt schon, dass der ganze Tag im Eimer sein wird“. Kommen Ihnen solche Gedanken bekannt vor? Versuchen Sie, nachts nicht auf die Uhr zu schauen, denn damit können Sie sich ziemlich unter Druck setzen. Stehen Sie auf und holen Sie sich ein Glas Wasser oder machen Sie eine kurze Atemübung und gehen Sie dann wieder ins Bett und versuchen Sie, einzuschlafen. Sehen Sie es als neuen Anlauf, ganz egal, wie spät es gerade ist.
Schonhaltung am Tag, mit wenig Bewegung	Wer schlecht schläft, hat oft auch am Tag wenig Energie und versucht dann, sich zu schonen. Gerade auf körperliche Aktivität oder auch das Treffen von Freunden wird dann oft verzichtet. Das ist jedoch kontraproduktiv. Gehen Sie raus und bewegen Sie sich. So lassen Sie Ihren Körper wissen, dass es Tag ist. Die Aktivität wird Sie zudem abends wirklich müde sein lassen und Sie können dann auch eher ein- und durchschlafen.
Sich über den Abend hinweg bereits Sorgen über die Nacht machen	Sorgen wir uns, so wird unser Körper aktiviert. Je aktivierter der Körper ist, desto schwieriger wird es, einzuschlafen. So verstärkt sich die Schlafproblematik und die Sorgen rund um den Schlaf steigen ebenfalls an, was in einem Teufelskreis enden kann, der ohne professionelle Hilfe nur schwer zu durchbrechen ist. Nutzen Sie lieber Ihre Entspannungsfähigkeit, um mit den Schlafproblemen umzugehen. Anregungen dazu finden Sie in Kapitel 3.2.3 und in Kapitel 3.2.4.

1.2.4 Gewichtszunahme

Beispiel: Ella

Ella und ihr Mann sind auf die Hochzeit ihrer Nichte eingeladen. Beide freuen sich auf das Fest. Ella will ihr schickes „Kleines Schwarzes“ anziehen. Bei einer Anprobe zwei Wochen vor dem Fest stellt sie fest, dass sie aus allen Nähten platzt. Das Kleid ist für sie mindestens eine Kleidergröße zu klein geworden. Früher als sie „jung" war, konnte sie alles essen, ohne an Gewicht zuzulegen. Auch nach den Geburten der Kinder war die Figur schnell wieder in Form. Hm, und jetzt das: 4 kg mehr auf der Waage. In der Boutique, in der sie sich wohl oder übel ein anderes Kleid kauft, wird sie von der etwa gleichaltrigen, attraktiven Verkäuferin getröstet: „Das kennen wir alle, aber das Gewicht steigt nicht ewig weiter."

Beispiel: Verena

Verena besucht eine Fortbildung. Die jungen Kolleginnen sind beneidenswert selbstsicher und Verena hat das Gefühl, dass sie trotz ihrer beruflichen Erfahrung von den männlichen Kollegen gar nicht wahrgenommen wird. Sie denkt sich, dass das wohl nicht nur an ihrem Alter, sondern auch an den weiten Kleidern liegt, die sie neuerdings anzieht, um ihre Gewichtzunahme zu verstecken. Noch so etwas, worüber sie nachts grübelt.

Auch Frauen, die immer schlank waren, haben in den Wechseljahren vermehrt Mühe, ihre Figur zu halten. Die Forschung konnte zeigen, dass Frauen in dieser Zeit im Durchschnitt gut 5,1 kg in fünf Jahren zunehmen (Guthrie, Dennerstein & Dudley, 1999). Doch woran liegt das? Es wird fälschlicherweise angenommen, dass sich Frauen in den Wechseljahren zunehmend „gehen lassen". Das ist aber eine etwas zu einfache Erklärung. Natürlich kann es sein, dass eine Frau mit fortschreitendem Alter weniger an ihrem Aussehen interessiert ist, jedoch kann das auch in anderen Lebensabschnitten der Fall sein. Die Gewichtszunahme hat aber einen biologischen Auslöser, der klar über das „Sich-gehen-Lassen" hinausgeht. So manche Frau greift in der Not zu Diätpillen oder schränkt ihr Essverhalten massiv ein und verzichtet auf alles, was potenziell dick machen könnte. Entsprechend steigen im Vergleich zur Prämenopause die Raten an Essstörungen bei Frauen in der Perimenopause an. Schätzungsweise 4 % aller Frauen über 45 Jahre haben eine Essstörung. Wer vor den Wechseljahren bereits Probleme mit dem Essverhalten hatte, ist dabei einem besonderen Risiko ausgesetzt. Die Gewichtszunahme stoppt jedoch nach einer gewissen Zeit und oft pendelt sich das Gewicht danach auch wieder ein.

Merke: Was ist der Grundumsatz?

Der Grundumsatz ist die Menge an Kalorien, die der Körper in völliger Ruhe verbrennt. Die Kalorienanzahl ist dabei abhängig von der Muskelmasse und dem individuellen Stoffwechsel. Je mehr Muskeln und/oder je schneller der Stoffwechsel, desto höher ist der Grundumsatz.

Die Muskelmasse nimmt mit dem Alter eher ab, während die Fettmasse bei den meisten Frauen zunimmt. Durch diese Änderung verbrennt der Körper weniger Kalorien und der Grundumsatz sinkt.

Dass die Fettmenge eher mehr und die Muskeln eher weniger werden, hängt stark mit dem schwindenden Östradiol in den Wechseljahren zusammen. Die Zunahme an Fett ist dabei eigentlich eine schlaue Anpassung unseres Körpers. Im Fett kann Östradiol gebildet werden, und so puffert der Körper durch die Zunahme des Körperfetts sozusagen den Verlust des Östradiols ab. Das Fett verteilt sich aber nicht gleichmäßig auf den Körper. Meistens kommt es in den Wechseljahren zu einer Zunahme an Bauchfett. Dieses Fett ist nicht nur lästig, sondern für die Gesundheit auch schädlich. Bauchfett ist nämlich mit dem Risiko für Erkrankungen wie dem *Metabolischen Syndrom* oder *Herz-Kreislauf-Erkrankungen* verbunden.

Ist der Bauchumfang bei Frauen größer als 88 cm, dann wird empfohlen, Gewicht durch vermehrte Bewegung und gesunde, weniger fetthaltige Ernährung abzunehmen. Dabei wird ein Bauchumfang von ca. 80 cm oder weniger empfohlen, wobei hier die Größe der Frau berücksichtigt werden sollte.

Soll nun in den Wechseljahren auf Süßigkeiten, Chips und Co. gänzlich verzichtet werden?

Nein. Es gilt, ein gesundes Maß zu finden. Studien konnten zeigen, dass die hormonellen Veränderungen in den Wechseljahren die Häufigkeit an Essanfällen und Figursorgen erhöhen können (Baker et al., 2019). Versuche, ganze Lebensmittelkategorien wie Süßes oder Kohlenhydrate komplett zu streichen (also sehr restriktiv zu essen), erhöhen das Risiko für Essanfälle. Kommt der Körper in ein zu starkes Energiedefizit (es wird mehr verbrannt als dazukommt), verfällt er in eine Art Notstand, den der Körper wieder aufholen möchte. Deshalb entsteht ganz starker Heißhunger. Dann wird mehr gegessen, als nötig wäre. Um das auszugleichen, wird versucht, bei der nächsten Mahlzeit wieder extra wenig zu essen und damit entsteht ein Teufelskreis aus Überessen und Hungern.

Eine ausgewogene Ernährung ist in den Wechseljahren von zentraler Bedeutung. Über die Ernährung kann frau ihr Risiko für spätere Herz-Kreislauf-Erkrankungen oder Typ-II-Diabetes reduzieren und es gibt erste Hinweise darauf, dass einige Frauen durch eine bestimmte Ernährungsweise ihre Hitzewallungen reduzieren konnten. Empfohlen wird die sogenannte „mediterrane Diät“, welche auf der Ernährungsweise in den Ländern um den Mittelmeerraum aufgebaut ist. Dazu wird regelmäßige Bewegung empfohlen. Mehr Anregungen zum Thema Ernährung und Bewegung finden sich in Kapitel 3.2.1 und 3.2.2.

1.2.5 Psychische Symptome und Erkrankungen

In den Wechseljahren kann sich die psychische Gesundheit verschlechtern. Heute wissen wir, dass in dieser Zeit nur ein kleiner Teil aller Frauen das Vollbild einer psychischen Störung wie beispielsweise einer Depression entwickelt. Dabei handelt es sich häufig um einen schleichenden Prozess, der von einer leicht kippenden Stimmung und Gereiztheit zu einer längerfristigen deutlich ausgeprägten Verschlechterung der Stimmung führen kann. Wichtig ist, zu wissen, dass psychische Probleme in dieser Zeit nicht einfach ein „normaler Teil der Wechseljahre“ sind, die irgendwann von selbst wieder weggehen. Wer psychische Probleme in den Wechseljahren entwickelt, der sollte sich möglichst rasch Hilfe holen, statt still vor sich hin zu leiden und zu erwarten, dass das „Gewitter“ von allein abzieht.

Depressive Symptome bis hin zu einer Depression

Im Vergleich zur Prämenopause ist das Risiko, eine schwere Depression zu entwickeln, um das Zwei- bis Vierfache erhöht. Hauptmerkmale einer Depression in der Perimenopause sind Gereiztheit, nicht selten gepaart mit Ängstlichkeit oder Wut. Grundsätzlich (also auch außerhalb der Perimenopause) wird eine klinische Depression diagnostiziert, wenn für mindestens zwei Wochen (1) eine gedrückte Stimmung, (2) Freudlosigkeit/Verlust von Interesse und/oder (3) eine erhöhte Ermüdbarkeit/Antriebsarmut vorliegen. Mindestens zwei der drei Kriterien müssen dabei erfüllt sein.

Zu den Risikofaktoren für eine Depression in den Wechseljahren gehören insbesondere frühere psychische Störungen, z. B. eine frühere Depression. Aber auch psychische Symptome in der prämenstruellen Phase oder nach der Schwangerschaft können das Risiko für eine Depression in den Wechseljahren erhöhen. In diesen Fällen besteht möglicherweise eine hohe Empfindlichkeit gegenüber Schwankungen der Östrogen- oder Progesteronwerte (siehe auch den Exkurs zu Hormonsensitivität im Kasten).

Auch Stress und kritische Lebensereignisse wie eine Scheidung oder der Verlust einer geliebten Person wirken sich auf die Stimmung aus. Gerade das mittlere Lebensalter ist mit besonders viel psychischem und sozialem Stress verbunden. Das ist deshalb so, weil Frauen in diesen Jahren die verschiedensten Anforderungen und Belastungen erleben. Frauen kümmern sich in dieser Lebensphase um sehr viele unterschiedliche Dinge zur gleichen Zeit. Sie engagieren sich beispielsweise für die eigenen Kinder, wenn sie welche haben, den Job, pflegen die Eltern, sind Partnerin, spüren finanzielle Belastungen, sind in einem Verein aktiv und Vieles mehr. Aber auch das Fehlen oder ein Mangel an sozialer Unterstützung, Anerkennung und Wertschätzung können das Risiko für eine Depression erhöhen.

Exkurs: Hormonsensitivität

Eine Studie unserer Arbeitsgruppe konnte zeigen, dass ca. 40 % der Frauen in den Wechseljahren eine Hormonempfindlichkeit, auch *Hormonsensitivität* genannt, aufweisen. Das bedeutet, dass diese Frauen dann mit einer Verschlechterung der Stimmung reagieren, wenn ihre Hormone im Blut (besonders das Östradiol) stark schwanken. Das ist vergleichbar mit den hormonellen Veränderungen vor dem Einsetzen der Menstruation, die bei einigen Frauen (ca. 3 bis 8 %), auch zu vermehrter Ängstlichkeit, Depressivität, Schlafstörungen oder körperlichen Symptomen führen können.

Haben Sie in der Vergangenheit an prämenstruellen Beschwerden (PMS) oder einer Depression nach der Geburt eines Kindes (*postpartale* oder *postnatale Depression*) gelitten, dann wäre es durchaus möglich, dass Sie hormonsensitiv sind.

Wie hormonelle Schwankungen eine Depression begünstigen können

Es wurden bereits mehrere Theorien aufgestellt, um zu erklären, weshalb in den Wechseljahren das Risiko für eine Depression höher sein könnte. Die meisten davon konnten allerdings nicht bestätigt werden. Zum Beispiel wurde angenommen, dass der sinkende Östrogenspiegel die Entwicklung einer Depression begünstigt *(„Östrogen-Mangel-Theorie“)*. Für diese Theorie spricht, dass das Risiko für eine Depression in der Perimenopause im Vergleich zur Prämenopause etwa zwei- bis vierfach erhöht ist. Am niedrigsten ist der Östrogenspiegel allerdings in der Postmenopause. In dieser Zeit gehen die Depressionsraten aber erst mal wieder zurück, bevor sie dann in den weiteren Jahren wieder etwas zunehmen. Das spricht insgesamt also gegen die „Östrogen-Mangel-Theorie“. Weiter wurde angenommen, dass Hitzewallungen und nächtliches Schwitzen Schlafstörungen begünstigen und die Schlafstörungen sich dann auf die Stimmung auswirken und das Risiko für eine Depression erhöhen. Diese *„Domino-Hypothese“*, in der eins zum anderen führt, konnte in neuerer Forschung jedoch auch nicht bestätigt werden.

Heute geht man davon aus, dass die starken hormonellen Schwankungen die Entwicklung einer Depression bei gewissen Frauen begünstigen. Andere gehen ganz ohne depressive Symptome durch die Wechseljahre. Hormone wie die Östrogene wirken im Gehirn und Steuern so unser Erleben und Verhalten. Es wird angenommen, dass bei einigen Frauen das Gehirn besonders sensibel auf die hormonellen Schwankungen (insbesondere des Östradiolspiegels) reagiert. Es ist noch nicht klar, wie man hormonsensitive von nicht hormonsensitiven Frauen unterscheiden kann. Die Forschung hat aber zeigen können, dass stärkere Östrogenschwankungen und Stress das Risiko für eine Depression bei sensitiven Frauen erhöhen können (Willi, Süss, Grub & Ehlert, 2021). Interessanterweise zeigen neuere Studien aber auch, dass Frauen mit einer höheren Hormonsensitivität auch besser auf hormonelle Behandlungen ansprechen (Fiacco et al., 2022).

Ängstlichkeit

Rund die Hälfte aller Frauen berichtet von einer unspezifischen Ängstlichkeit und großer körperlicher und mentaler Anspannung in den Wechseljahren. Das kann eine verstärkte Angst vor dem Autofahren sein oder davor, sich in größeren Menschenmengen aufzuhalten oder vor und mit Menschen zu sprechen. Oft können Frauen aber auch gar nicht so genau sagen, wovor sie Angst haben. Die Angst zeigt sich, ähnlich wie bei depressiver Gestimmtheit, durch Gereiztheit, Anspannung und Nervosität. Manche Frauen beschreiben die Angst sehr ähnlich der Angst, die sie vor der Menstruation erleben. Der Unterschied in den Wechseljahren ist, dass die Angst in der Regel nicht nach ein paar Tagen weggeht.

Studien zeigen, dass die vermehrte Angst mit den hormonellen Veränderungen der Wechseljahre verbunden ist. So haben Frauen, denen beide Eierstöcke entfernt wurden, ein in etwa doppelt so hohes Risiko für Ängstlichkeit als Frauen, bei denen die beiden Eierstöcke normale Mengen an Sexualhormonen bilden.

Oft wird Angst auch im Zusammenhang mit Hitzewallungen beschrieben. Körperlich können sich Hitzewallungen und Angstsymptome sehr ähneln. Nicht selten werden Hitzewallungen und Panikattacken verwechselt. Zu den körperlichen Anzeichen einer Panikattacke gehören Übelkeit, Schwindel, Herzrasen, heiße oder kalte Schauer, Schwitzen, Zittern, Hyperventilation und ein Kribbeln oder eine Taubheit in den Fingern. Emotional ist eine Panikattacke, anders als eine Hitzewallung, durch eine schnell aufsteigende Angst vor dem Verlust der Kontrolle, verrückt zu werden oder zu sterben gekennzeichnet.

Konzentrations- und Gedächtnisprobleme

Als hätten sie einen Nebel im Kopf (englisch *„brain fog"*), so beschreiben viele Frauen ihren Gedächtniszustand in den Wechseljahren. Sie vergessen, was sie im Keller holen wollten oder wie die alte Schulfreundin hieß. Termine oder Begriffe bei der Arbeit fallen einem nicht mehr ein und nur mit großer Mühe und Anstrengung funktioniert es, sich auf etwas zu konzentrieren oder Entscheidungen zu treffen. Oft beschreiben Frauen auch eine Verwirrtheit oder, dass sie massive Angst haben, aufgrund der Konzentrations- und Gedächtnisprobleme wichtige Dinge zu vergessen oder Fehler zu machen. Es ist umso schwerer, mit den Konzentrations- und Gedächtnisproblemen umzugehen, wenn auch noch Angst, eine depressive Stimmung, vasomotorische Symptome oder Schlafstörungen vorhanden sind.

Einige Frauen entwickeln gar Ängste davor, dement zu werden. Es ist wichtig, an dieser Stelle zu erwähnen, dass diese Probleme in den allermeisten Fällen für die Wechseljahre sprechen und (außer wenn familiär gehäuft) nur in den seltensten Fällen ein Zeichen für eine früh einsetzende Demenz sind. Zumeist gehen diese Probleme in der Postmenopause auch wieder zurück (Greendale et al., 2009). Trotzdem ist die Verunsicherung nur zu gut zu verstehen und es ist wichtig, dass Sie sich mit der Behandlerin oder dem Behandler Ihres Vertrauens darüber austauschen, was Sie gerade erleben und welche Hilfemöglichkeiten es gibt. Auch wenn keine Demenz dahintersteht, sind Gedächtnisprobleme nicht einfach ein normaler Teil der Wechseljahre, den es hinzunehmen gilt. Sie sollten ernst genommen und beispielsweise durch eine Hormontherapie behandelt werden.

1.2.6 Sexualität und urogenitale Symptome

Beispiel: Ella

Ella und ihr Mann fanden es schon immer schön, wenn sie gemeinsame Kuschelzeit hatten. Nach 30 Jahren des Zusammenlebens hat sich die Intimität zwischen ihnen verändert. Die große Begierde auf den jeweils anderen hat sich in eine enge Zuneigung gewandelt. Dennoch will Ella eine attraktive Partnerin sein, auch in sexueller Hinsicht. Selbst wenn sie einmal müde ist und keine große Begierde verspürt, aber merkt, dass ihr Mann gerne mit ihr schlafen möchte, lässt sie sich darauf ein. Als kleinen Helfer hat sie sich für solche Situationen ein natürliches Vaginalgleitmittel besorgt. Sie möchte die Innigkeit mit ihrem Mann nicht missen.

Beispiel: Verena

Verena ist mit ihrem Schlafproblem in einen Teufelskreis geraten. Oft schläft sie im Wohnzimmer, bevor ihr Mann nach Hause kommt, weil sie sich so erschöpft fühlt. Meistens trinkt ihr Mann noch ein Glas Rotwein, bevor er sich dann wieder an seinen Laptop setzt. Die beiden sprechen nicht viel miteinander. Verena fühlt sich sehr oft von ihrem Mann vernachlässigt und kritisiert. Deshalb ist sie ganz froh, wenn sie in Ruhe gelassen wird. Sie teilen zwar das Schlafzimmer, aber sie hat den Eindruck, dass ihr Mann ihr aus dem Weg geht und absichtlich erst nach ihr ins Bett geht. Miteinander geschlafen haben sie seit Monaten nicht mehr.

Was ist gesunde Sexualität und was sind sexuelle Störungen?

Sexualität ist ein Teil der allgemeinen Gesundheit, auch im Alter. Dabei ist Sexualität mehr als Geschlechtsverkehr. Dazu gehören auch Streicheleinheiten oder Massagen, aber auch Selbstbefriedigung. Gerade für Frauen sind emotionale Intimität und die Qualität der Paarbeziehung wichtige Voraussetzungen für eine zufriedenstellende Sexualität.

Sexuelle Störungen können sich unterschiedlich zeigen. Bei Frauen in den Wechseljahren und der Postmenopause gehören der Mangel an sexuellem Interesse sowie Probleme, feucht zu werden und nicht zum Orgasmus zu kommen, zu den häufigsten Störungen. Weiter berichten Frauen auch, keine Freude mehr während des Akts zu empfinden oder dass sie aufgrund von Scheidentrockenheit Schmerzen haben und den Sex darum nicht mehr genauso genießen können wie vor den Wechseljahren. Rund zwei Drittel der Frauen in den Wechseljahren machen sich Sorgen um ihre Sexualität.

Wie verändert sich die Sexualität in den Wechseljahren?

Die gute Nachricht vorweg: Insgesamt steigt bei Frauen die sexuelle Zufriedenheit mit dem Alter an und dies ist ganz unabhängig davon, wie sexuell aktiv sie sind. Das liegt daran, dass für die sexuelle Gesundheit psychische Aspekte genauso wichtig sind wie körperliche. Oft wissen Frauen dann auch besser als in jüngeren Jahren, was ihnen gefällt, und trauen sich eher, offen über Wünsche und Vorlieben zu sprechen.

Allerdings kann es auch so sein, dass Frauen in den Wechseljahren weniger Lust verspüren, weniger häufig einen Orgasmus erleben und mehr Schmerzen während des Geschlechtsverkehrs haben als noch in jüngeren Jahren, was belastend sein kann. Die Vaginalwand wird mit fortschreitendem Alter und der abnehmenden Menge an Sexualhormonen weniger elastisch und ist weniger gut durchblutet. Die damit einhergehende Trockenheit und Empfindlichkeit der Genitalien machen die Frau empfindsamer für Schmerzen, aber gleichzeitig auch weniger sensibel für Berührungen oder Vibrationen, die früher als angenehm erlebt wurden.

Falls solche Probleme bestehen, stellt sich die Frage, was an der Sexualität verändert werden könnte. Was ist nötig, damit Sex weiterhin Spaß macht?

Was könnte verändert oder neu ausprobiert werden? Gibt es neue Formen der Sexualität, die es wert sind, ausgetestet zu werden? Könnten Gleitgele oder Spielzeuge dabei helfen? Sexualität ist etwas, bei dem es sich lohnt, über Anpassungen nachzudenken und etwas zu verändern, um sie weiter genießen zu können.

Folgende Schutzfaktoren können das sexuelle Verlangen in den Wechseljahren erhalten:

- Soziale Unterstützung,
- Optimismus,
- Beziehungszufriedenheit,
- gute Gesundheit der Partnerin bzw. des Partners.

Zudem gibt es Risikofaktoren, die ein geringes sexuelles Verlangen in den Wechseljahren begünstigen:

- Ein geringer Selbstwert oder ein negatives Bild des eigenen Körpers,
- Konflikte in der Paarbeziehung,
- soziokulturelle Aspekte wie die Sicht, dass Sexualität für „die junge Generation reserviert" ist,
- Schmerzen,
- Scheidentrockenheit,
- Medikamente wie bestimmte Antidepressiva oder Blutdrucksenker,
- psychische Störungen,
- Stress,
- Übermüdung aufgrund von Schlafstörungen.

Urogenitale Symptome

Jucken und Brennen im Genitalbereich und vermehrte Entzündungen der Harnröhre können zu den lästigen Begleitern der späten Perimenopause gehören und allmählich stärker werden. Dies liegt daran, dass am gesamten gesunden Urogenitaltrakt (dazu gehören die Scheide und die Harnröhre) Östrogen und Progesteron ihre Wirkung entfalten. Fallen die Sexualhormonspiegel in Laufe der Wechseljahre immer weiter ab, können sie ihre Aufgaben, wie die Speicherung von Wasser zu begünstigen, nicht mehr erfüllen und es kommt zum Austrocknen und zu häufigen Irritationen und Entzündungen.

Was ist das urogenitale Menopausensyndrom?

Ein Syndrom ist ein Zustand, bei dem verschiedenste Symptome auftreten können, die mit der jeweiligen Erkrankung zusammenhängen. Beim urogenitalen Menopausensyndrom gehören dazu alle Symptome der Scheide und Harnwege, die mit der Menopause im Zusammenhang stehen. Durch die Abnahme der Sexualhormonspiegel kommt es zu weniger Milchsäurebakterien in der Vagina, einer allmählichen Abnahme der Dicke der Schleimhaut der Harnröhre, einer Verkürzung der Harnröhre und einer Erhöhung des pH-Werts in der Vagina.

Symptome des urogenitalen Menopausensyndroms sind eine erhöhte Infektanfälligkeit (z.B. für vermehrte Harnwegsinfektionen), aber auch vaginale Trockenheit, Juckreiz, Brennen, leichtes Wasserlassen *(Inkontinenz)* beim Husten, Niesen, Sport oder beim Aufheben von Dingen sowie eine Blasenreizung, Beckenbodenschwäche oder Schmerzen beim Geschlechtsverkehr.

Ergebnisse einer Studie an italienischen Frauen verweisen darauf, dass 65 % der Frauen ein Jahr und 84 % der Frauen sechs Jahre nach der Menopause an einem urogenitalen Menopausensyndrom leiden (Palma, Volpe, Villa & Cagnacci, 2016).

Nur wenige Frauen erhalten eine Therapie für das urogenitale Menopausensyndrom. Das kann daran liegen, dass Frauen aus Scham, Beschwerden im Urogenitalbereich zu haben, das Thema nicht ansprechen. Eine lokale (am Urogenitaltrakt verabreichte) Hormontherapie in Form von Gelen oder Cremes, Zäpfchen oder einem Östrogen-Ring kann helfen und verschrieben werden. Auch kann regelmäßiger Geschlechtsverkehr helfen, die Scheide elastisch zu halten und genitale Beschwerden zu verhindern. Gleitgel oder spezielle Feuchtigkeitscremes ohne Hormone können Abhilfe gegen die Trockenheit schaffen. Weitere Informationen zur Behandlung mit Hormonen finden Sie in Kapitel 3.1.3.

1.2.7 Körperliche Krankheiten

Als Folge der niedrigen Östrogenspiegel nach der Menopause nimmt das Risiko für einige Krankheiten zu. Dazu gehören die Osteoporose und Herz-

Kreislauf-Erkrankungen, aber auch Schlaganfälle, Typ-II-Diabetes, Demenzen und Krebs. Auf Osteoporose und Herz-Kreislauf-Erkrankungen wird im Folgenden kurz eingegangen.

Osteoporose

Merke: Was ist eine Osteoporose?

Die *Osteoporose* ist eine systemische, d.h. den ganzen Körper betreffende Skeletterkrankung. Sie zeichnet sich durch eine niedrige Knochenmasse und eine schlechte Zusammensetzung des Knochengewebes aus. Auch hängt sie mit vermehrten Knochenbrüchen zusammen. Deshalb wird sie oft erst im Zusammenhang mit der Untersuchung eines Bruchs festgestellt.

Von einer Osteoporose wird dann gesprochen, wenn die Knochendichte rund 25% unter dem Wert von jungen Frauen liegt. Eine mögliche Ursache der Krankheit ist der langfristig tiefe Östrogenspiegel nach der Menopause.

In großen Studien an Männern und Frauen konnte gezeigt werden, dass in Deutschland rund 6,3 Millionen Menschen mit einer Osteoporose leben, von denen 5,2 Millionen Frauen sind. Jede dritte bis vierte Frau über 50 Jahre erkrankt an Osteoporose. Festgestellt wird dies zumeist anhand von Knochendichtemessungen mit dem DXA-Verfahren *(Duale-Röntgen-Absorptiometrie)*. Dabei wird mit Röntgenstrahlen der Mineralsalzgehalt des Knochens gemessen. Nach der Menopause verlieren Frauen pro Jahr ca. 1% der Knochenmasse. Es ist also wichtig, in jungen Jahren bereits durch regelmäßigen Sport und eine ausgewogene Ernährung dichte Knochen zu bekommen, damit dieser Abbau weniger ins Gewicht fällt. Aber auch später kann man noch positiv auf den Knochen einwirken. Empfehlungen finden Sie in Kapitel 3.2.1.

Folgende Bedingungen begünstigen die Entstehung einer Osteoporose und gelten daher als Risikofaktoren:

- Osteoporose in der Familie,
- höheres Alter und Postmenopause,
- Einnahme bestimmter Medikamente wie Kortison,
- längeres Ausbleiben der Menstruation vor der Menopause,
- Untergewicht (BMI unter 20),

- Vitamin-D- und Kalzium-Mangel, bedingt durch eine Mangel- oder Unterernährung oder einen Mangel an Sonnenlicht,
- Bewegungsmangel,
- Rauchen,
- übermäßiger Alkohol- oder Kaffeekonsum,
- hormonelle Erkrankungen wie Diabetes oder chronische Magen-Darm-Erkrankungen,
- eine Menopause vor dem 40. Lebensjahr (egal ob natürlich oder operativ).

Herz-Kreislauf-Erkrankungen

Was sind Herz-Kreislauf-Erkrankungen und wie hängen diese mit den Wechseljahren und der Menopause zusammen? Zu den Herz-Kreislauf-Erkrankungen gehören alle Krankheiten des Herzens und der Blutgefäße, also beispielsweise Bluthochdruck, koronare Herzerkrankungen oder auch Herzrhythmusstörungen. In Industrieländern sind Herz-Kreislauf-Erkrankungen die häufigste Todesursache bei Frauen in der Postmenopause.

Während Frauen über viele Jahre ein niedrigeres Risiko für Herz-Kreislauf-Erkrankungen haben als Männer, nähert sich dieses nach dem Erreichen der Menopause allmählich dem der Männer an. Für den ursprünglichen Schutz zuständig sind vermutlich die größeren Mengen an Östrogenen bei der Frau. Frauen, die vor dem 45. Lebensjahr in die Menopause kommen (das sind ca. 10 % aller Frauen) haben ein um 50 % erhöhtes Risiko für eine koronare Herzerkrankung (Muka et al., 2016).

Folgende Bedingungen begünstigen Herz-Kreislauf-Erkrankungen und gelten daher als Risikofaktoren:
- Rauchen,
- übermäßiger Alkoholkonsum (pro Tag mehr als zwei Gläser alkoholische Getränke, wie z. B. Wein),
- Bluthochdruck,
- Diabetes,
- hohe Blutfettwerte *(Hypercholesterinämie)*,
- Übergewicht (insbesondere Bauchfett),
- Bewegungsmangel,
- Stress,

- eine Fettstoffwechselstörung *(Dyslipidämie)* mit zu hohen Lipiden (Cholesterin, Triglyzeride) oder zu niedrigem HDL-*(High-Density-Lipoprotein-)* Cholesterinspiegel,
- niedrige Östrogenspiegel.

2 Bin ich jetzt alt? – Das Bild von Frauen in den Wechseljahren

2.1 Wie hat sich das Bild von Frauen in den Wechseljahren historisch entwickelt?

Die monatlichen Blutungen der Frau faszinieren die Menschen seit Hunderten von Jahren. Aus heutiger Sicht wurden so einige abstruse Theorien zur Menstruation und auch zur Menopause aufgestellt. Im alten Griechenland wurde angenommen, dass die Symptome in den Wechseljahren ein Zeichen dafür sind, dass der Körper nicht mehr genügend Nährstoffe hat, um Blut zu produzieren. Da im Mittelalter angenommen wurde, dass die Menstruation den Zweck erfüllt, Unreinheiten im Körper loszuwerden, wurden mit dem Aussetzen der Blutungen zur Menopause die Unreinheiten nicht mehr aus dem Körper ausgeschieden, was als Gefahr für die Gesundheit angesehen wurde. Teilweise wurden den Frauen deshalb an anderen Körperstellen Blutungen zugefügt. Im Viktorianischen Zeitalter wurden Frauen, die bis in die Postmenopause lebten, als besonders stark und stabil im Charakter angesehen. Es wurde auch beschrieben, dass sich die Frauen nach der Menopause dem Idealbild (damit war der Mann gemeint) wieder annähern.

Auch in den letzten 120 Jahren haben sich sowohl Errungenschaften als auch Rückschritte im Hinblick auf das Wissen und das Bild der Frau in den Wechseljahren ergeben. Einige bedeutsame Ereignisse sind in Tabelle 3 zusammengefasst.

Tabelle 3: Das Bild der Frau in den Wechseljahren – Bedeutsame historische Ereignisse über das letzte Jahrhundert hinweg

Ab 1900	• Durch medizinische und technische Fortschritte angeregt, wird der Fokus stärker auf die Erforschung von Hormonen gelegt.
1920er	• Östradiol wird erstmals aus dem Blut und Urin isoliert. • 1928: Die erste kommerzielle Hormontherapie kommt in Deutschland auf den Markt. Das Östrogen dafür wird aus der menschlichen Plazenta entnommen.

Tabelle 3: Fortsetzung

1930er	• Weitere Hormonprodukte kommen in Deutschland und in den USA auf den Markt und das Östradiol wird neu aus dem Urin von Frauen in der Spätschwangerschaft gewonnen.
1940er	• 1942: Das erste Produkt *(Premarin)*, basierend auf Östradiol aus dem Urin trächtiger Stuten, kommt auf den Markt und wird zur Behandlung von Wechseljahrsbeschwerden zugelassen. • 1945: Die Psychoanalytikerin Helen Deutsch beschreibt die Menopause als teilweisen Tod, indem Frauen alles, was sie sich in der Pubertät angeeignet haben (Schönheit, Wärme, Emotionalität etc.), langsam verloren geht.
1950er	• Bioidentische oder körperidentische Hormone werden erstmals im Labor synthetisiert und für Produkte verwendet. Somit ist ab diesem Zeitpunkt die chemische Struktur der Hormone in den jeweiligen Präparaten die gleiche wie im Körper. Progesteron *(mikronisiertes Progesteron)* und Östradiol *(17-beta Östradiol)* werden aus Soja oder Yamswurzeln hergestellt. • Erste kritische Stimmen gegen Hormontherapien kommen auf, finden aber wenig Beachtung.
1960er	• 1966: Das Buch „Feminine forever" („Für immer weiblich") des Frauenarztes Robert Wilson wird veröffentlicht. Dadurch ausgelöst kommt es zum endgültigen Durchbruch der Hormontherapie.
1970er	• Erste Studien zeigen den Zusammenhang zwischen der Östrogentherapie und Gebärmutterschleimhautkrebs. Es zeigte sich, dass eine Östrogenmonotherapie (ohne Progesteron, welches das Abbluten der Gebärmutterschleimhaut einleitet) dazu führen kann, dass sich die Gebärmutterschleimhaut zu stark verdickt *(Hyperplasie)* oder Neubildungen (*Neoplasien*, Krebsvorstufen) begünstigt. Den Frauen, die ihre Gebärmutter noch haben (also denen sie nicht durch eine Operation entfernt wurde), wird von nun an eine Kombination aus Östrogen *(Premarin)* und künstlichem *(synthetischem)* Progesteron *(Progestin)* verschrieben. • Frauen, die sich in feministischen Bewegungen engagieren, wehren sich gegen ein einseitiges medizinisches Modell, das sich lediglich auf die möglichen Beschwerden in den Wechseljahren

Tabelle 3: Fortsetzung

	konzentriert. Die Frauen fordern, dass auch die positiven Veränderungen und Möglichkeiten der Wechseljahre ins Licht gerückt werden.
1980er	• Die Hormontherapie wird zum Behandlungsstandard, auch in der Postmenopause.
1990er	• 1992: *Premarin* wird zum bestverkauften Medikament in den USA, ganz nach dem Motto „Für immer jung durch Hormontherapie".
Frühe 2000er Jahre	• Die Generation der *Baby Boomer* (geburtenstarke Jahrgänge nach dem 2. Weltkrieg) erreicht die Wechseljahre und somit wird die Menopause zum größeren Thema in der Gesellschaft. • Wieder melden sich kritische Stimmen aus der Frauenbewegung gegen den Einsatz von Hormonen und die Sicht der Menopause als Hormonmangelerkrankung. • Juli 2002: Erste Veröffentlichung von Daten der bisher größten Studie, der Women's Health Initiative (WHI-Studie) aus den USA (vgl. auch den Kasten „Exkurs: Wie eine Studie die Sicht auf die Hormontherapie komplett veränderte" auf Seite 42 f.). Es kommt schlagartig zur Ablösung der Hormontherapie durch pflanzliche Östrogene *(Phytoöstrogene)*.
2010er	• Weitere Studien werden veröffentlicht, die für die Sicherheit der Hormontherapie sprechen. Die *Zeitfenster-Hypothese* wird formuliert. Diese besagt, dass die Hormontherapie idealerweise vor dem 60. Lebensjahr oder maximal 10 Jahre nach dem Erreichen der Menopause begonnen werden sollte. Kontraindikationen müssen immer mit abgefragt werden und auch sollen individuelle Risiken gegen den Nutzen der hormonellen Behandlung abgewogen werden.

2.2 Heutige Sicht auf die Frau in den Wechseljahren

Beispiel: Ella

Ella denkt: „Jetzt bin ich in der Mitte des Lebens angekommen". Sie hat so viele Pläne. Gerne würde sie eine erste Geschäftsfiliale eröffnen. Außerdem hat sie sich mit zwei Freundinnen darauf geeinigt, dass sie ab diesem Jahr immer gemeinsam ein Woche Wellnessurlaub machen werden. Allerdings hat ihre Begeisterung einen ziemlichen „Dämpfer" durch ihre Schwiegermutter erhalten. Sie hat ihr nämlich vorgehalten, dass sie ja jetzt bald Großmutter werden würde und sie sich dazu passend zu verhalten hätte. Was genau damit gemeint war, kann Ella nur ahnen: Zu Hause sitzen, auf Abruf bereit sein, das Enkelkind zu hüten, kurz, weiterhin im Dienst ihrer Familie zu stehen. Das ist aber sicherlich nicht ihr Konzept.

Beispiel: Verena

Verenas Gefühl, sie werde von ihren Kollegen gar nicht mehr als attraktive Frau wahrgenommen, wird von ihren Töchtern ziemlich befeuert. Beide Töchter machen sich über die Perlenkette, die Verena so gerne trägt, lustig. Sie weisen ihre Mutter darauf hin, dass das zu ihr als „gesetzter Dame" gut passen würde. Ihre frisch blondierten Haare wurden von einer Tochter als grau bezeichnet. Dabei weiß Verena, dass ihr Mann graue Haare nur bei „alten Omis" erträgt. Verena fällt gar nicht auf, dass sie doch gar nicht so alt wirken kann, denn ihre schönen T-Shirts und Pullis leihen sich die Töchter des Öfteren einfach mal aus.

Heute kommen Frauen in die Wechseljahre und die Menopause, wenn sie noch voll im Berufsleben stehen oder teilweise auch noch relativ kleine Kinder haben. Daher sind Frauen auch oft von den Wechseljahren und der Menopause überrascht und fühlen sich, als hätten sie keine Zeit gehabt, sich darauf vorzubereiten. Dank einer ansteigenden Lebenserwartung verbringen Frauen heute gut ein Drittel ihres Lebens postmenopausal. Die Frauen, die heute in die Wechseljahre kommen, können noch viel Zeit bei guter Gesundheit vor sich haben, und sind daher kaum mit Frauen vergangener Generationen zu vergleichen.

„Individualität" ist heute *das* Schlagwort. Die Mode- und Kosmetikbranche hat Frauen in den Wechseljahren als kaufkräftige Kundschaft für sich entdeckt und der Markt mit entsprechenden Produkten steigt stetig an. Ziel der meisten dieser Produkte ist es, die Elastizität der Haut zu fördern oder Falten verschwinden zu lassen. Damit soll weiterhin Jugendlichkeit möglichst lang erhalten bleiben, um so lange wie möglich den kulturellen Schönheitsnormen gerecht zu werden.

Die Zahl der Verschreibungen einer Hormontherapie ist seit den 2000er Jahren auf einem relativ niedrigen Niveau geblieben. Es besteht nach wie vor eine gewisse Vorsicht aufseiten der Frauen selbst und auch der Behandlerinnen und Behandler, was in dem Maße nicht notwendig wäre. Heute gibt es genaue Leitlinien, die den optimalen Start und die Dauer einer Hormontherapie regeln und die neuen bioidentischen Hormone versprechen eine besonders gute Verträglichkeit. Immer mehr werden auch alternative Verfahren oder die Anwendung von Psychotherapie bei Wechseljahrsbeschwerden wissenschaftlich untersucht.

Exkurs: Wie eine Studie die Sicht auf die Hormontherapie komplett veränderte

Mit der *Women's Health Initiative* startete in den 1990er Jahren die bis dahin teuerste und aufwändigste Studie im Bereich der Frauengesundheit. Ziel der Studie war es, den Nutzen und die Risiken der damals gängigen hormonellen Behandlungsform zu untersuchen. Insgesamt wurden über 15.000 Frauen untersucht.

Die Teilnehmerinnen wurden zufällig in eine aktive Behandlungsgruppe oder eine Placebo-Gruppe eingeteilt. Die Placebo-Gruppe erhielt eine Tablette ohne aktiven Wirkstoff. In der aktiven Gruppe erhielten die Teilnehmerinnen mit vorhandenem Uterus orales Östrogen, genauer gesagt das damals gängige Medikament *Premarin* (das aus dem Urin trächtiger Stuten hergestellt wird), und das Progestagen *Provera*. Bei entferntem Uterus erhielten sie nur *Premarin*.

Im Jahr 2002 wurde, früher als eigentlich angedacht, der Teil der Studie (Studienarm), in dem die Teilnehmerinnen Östrogen und Progesteron erhielten, gestoppt. Dies geschah aufgrund von Resultaten, die ein erhöhtes Risiko für diese Gruppe der Studienteilnehmerinnen aufzeigten. Diese Resultate sollten in einer Fachzeitschrift veröffentlicht werden, waren aber so brisant, dass einige der an der Studie beteiligten Wissenschaftlerinnen und Wissenschaftler sie direkt auch der Presse mitteilten. So wurde – rund eine Woche vor der Veröffentlichung der ersten vorläufigen Resultate der Studie in einer Fachzeitschrift – ein Zeitungsartikel gedruckt.

In diesem Zeitungsartikel war beschrieben, dass durch die Anwendung der Kombination von *Premarin* und *Provera* das Risiko für Brustkrebs (um 26 %), das Risiko für einen Herzinfarkt (um 29 %) und das Risiko für einen Schlaganfall (gar um 41 %) erhöht wurde. Diese Werte galten im Vergleich zu Frauen, die ein Placebo erhielten. Die Nachricht verbreitete sich weltweit wie ein Lauffeuer. Es ging ein großer Aufschrei durch die Fachwelt und verständlicherweise waren Frauen, die diese Produkte bereits einnahmen, verunsichert, ob sie aufhören oder weitermachen sollten. Nicht wenige beendeten die Hormoneinnahme abrupt.

Als der Fachartikel dann für alle zugänglich war, veränderte sich das Bild rasch. Unabhängige Expertinnen und Experten auf dem Gebiet machten auf die vielen Missstände der Studie aufmerksam. So hatten beispielsweise viele der Teilnehmerinnen bereits vor der Studie ein erhöhtes Risiko für Erkrankungen wie einen Schlaganfall oder einen Herzinfarkt, da sie rauchten oder übergewichtig waren. Gut ein Drittel wurde wegen Bluthochdruck behandelt. Auch waren die Teilnehmerinnen beim Start der Studie bereits zwischen 50 und 79 Jahre alt. Viele der Frauen waren also seit mehr als 10 Jahren in der Postmenopause, was gegen die heutigen Empfehlungen für eine Hormontherapie spricht. Auch wurden in der Studie noch nicht die heute gängigen körperidentischen Hormone verschrieben. Obwohl viele Risikofaktoren erklärt und damit auch kontrolliert werden können, bleibt bis heute die Sorge sowohl aufseiten vieler Behandlerinnen und Behandler als auch auf Seiten der Frauen bestehen. Direkt nach dem Erscheinen der Studie nahm die Zahl der Verschreibungen hormoneller Behandlungen in den Wechseljahren und der Postmenopause drastisch ab. In der Schweiz sanken beispielsweise die Verschreibungsraten um rund die Hälfte für Frauen zwischen 45 und 64 Jahren. Auch 20 Jahre nach dieser Studie bleibt eine gewisse Vorsicht gegenüber einer Hormontherapie bestehen und längst nicht mehr so viele Frauen wie in den 1990er Jahren erhalten heute eine Hormontherapie.

2.3 Die persönliche und kulturelle Einstellung zu den Wechseljahren

Neuere Studien zeigen, dass die Einstellung, mit der Frauen den Wechseljahren begegnen, einen großen Einfluss auf das effektive Erleben der Wechseljahre hat. Entsprechend können die Kultur und die allgemein vermittelte Sichtweise auf die Wechseljahre einen großen Einfluss auf das Erleben der Frauen in dieser Lebensphase haben. In verschiedenen Studien konnte gezeigt werden, dass Frauen aus Kulturen, in denen ältere Frauen aufgrund ihres Alters besonders geschätzt und als bedeutsamer Teil der Gesellschaft erlebt werden, insgesamt weniger Probleme mit den Wechseljahren haben. Für unsere westlichen Kulturkreise wäre die positive Bewertung des weiblichen Älterwerdens eine andere, möglicherweise durchaus attraktive Sichtweise auf Frauen, die in der Mitte des Lebens stehen.

2.4 Gesundheit in den Wechseljahren basiert auf mehr als den Hormonen

Gesundheit ist das Zusammenspiel von biologischen, psychologischen und sozialen Faktoren. Auch belastende Symptome der Wechseljahre entstehen nicht nur aufgrund der biologischen Veränderungen, auch wenn der Auslöser die Veränderung der Hormone ist. Ob eine Frau beispielsweise unter ihren Hitzewallungen leidet, hängt auch davon ab, wie sie selbst und ihr Umfeld Hitzewallungen bewerten und welche Möglichkeiten sie nutzt, um damit umzugehen. Lassen Sie uns das an einem Beispiel anschauen.

Beispiel: Ella und Verena

Nehmen wir Verena und Ella, die, wie Sie wissen, beide in den Wechseljahren sind. Sie erleben also hormonelle Veränderungen und haben ab und zu Hitzewallungen. Beide sind, unabhängig voneinander, zu einem Abendessen bei Freunden eingeladen und merken, dass sich langsam eine Hitzewallung ankündet. Verena denkt sich: „Nein, nicht schon wieder. Jeder wird mich anstarren und denken, dass ich spinne! Ich muss hier raus." Bei Ella klingt das etwa so: „Ah, da kommt wieder eine Hitzewallung. Ich mach mal lieber kurz das Fenster auf, dann geht das schon."

In beiden Fällen haben die Frauen in der gleichen Situation eine ähnlich starke Hitzewallung. Sie unterscheiden sich aber trotzdem stark, weil sie gedanklich („Horrorszenario" oder „Ganz cool bleiben") und in ihrem Verhalten („Aus dem Raum rennen" oder „Fenster auf") unterschiedlich darauf reagieren.

Für die Behandlung heißt das, dass auf der Ebene der Hormone, der Gedanken oder der Umwelt angesetzt werden kann. In Kapitel 3 werden diverse Behandlungen und auch Tipps und Übungen vorgestellt, die im Umgang mit verschiedenen Symptomen helfen können.

3 Was tun, um möglichst gut durch die Wechseljahre zu kommen?

Beispiel: Ella

Ella freut sich auf den neuen Lebensabschnitt, der nun mit den Wechseljahren eingeläutet wird. Keine Sorge mehr, schwanger zu werden, mehr Zeit für sich zu haben, weil die Kinder aus dem Haus sind, das Enkelkind verwöhnen, ohne dafür die Verantwortung zu haben, na ja, und mit der Schwiegermutter war's so oder so schon immer ziemlich schwierig. Allerdings hat sie an Gewicht zugelegt und es war neulich auch nicht so nett zu hören, dass sie sich doch über das vollere Gesicht freuen soll, „dann würde man die Falten weniger sehen". Also da muss etwas passieren. Um selbst etwas gegen die Knochenentkalkung zu tun, hat sie sich ja schon Ernährungstipps im Internet herausgesucht: weniger Fleisch, Wurst, Fett und Salz und mehr Gemüse, Obst und Milchprodukte. Damit sollte sich dann auch das Gewicht in den Griff bekommen lassen. Außerdem könnte sie ja auch die Übungen aus dem Frauenturnen zu Hause vor der Abendtoilette einplanen. Sie könnte ja für jeden Tag, an dem das klappt, einen Strich machen und sich bei 20 Strichen etwas Schönes gönnen.

Beispiel: Verena

Verena schleppt sich durch die Tage. Sie sorgt sich, wie das alles weiter gehen soll. In der Praxis gehört sie zum alten Eisen, sie fühlt sich müde und energielos. Ihre Ehe fühlt sich verbraucht und langweilig an. Sie und ihr Mann haben sich oft nur wenig zu sagen. Ihre Töchter werden in absehbarer Zeit ausziehen und sie befürchtet, dass die beiden dann komplett ihren eigenen Interessen nachgehen. Falls wirklich alles so kommt, dann wird sie sich sehr einsam fühlen. Wird das Einkaufen dann zur einzigen Freude im Leben? Was macht sie, falls ihr Mann sie betrügt, weil er sie völlig unattraktiv findet? Verena ist unglücklich und weiß nicht weiter. Neulich hat ihr eine Patientin berichtet, dass sie zu einer ganz tollen Psychotherapeutin in der Innenstadt geht und sie von der Behandlung enorm profitiert habe. Die Patientin meint, dass sie mit ihren depressiven Episoden nun viel besser umgehen könne. Verena fragt sich, ob ihr so etwas vielleicht auch helfen könnte?

3.1 Welche professionellen Behandlungsmöglichkeiten gibt es?

Es gibt viele Fachleute, die Frauen in den Wechseljahren behandeln. In diesem Kapitel werden drei Fachrichtungen vorgestellt, die gut untersuchte Therapien für Frauen in den Wechseljahren anbieten: die kognitive Verhaltenstherapie, achtsamkeitsbasierte Verfahren und die Behandlung mit Hormonen.

3.1.1 Kognitive Verhaltenstherapie

Was ist die kognitive Verhaltenstherapie?

Die kognitive Verhaltenstherapie ist eine psychotherapeutische Richtung, bei der es darum geht, an aktuellen Problemen zu arbeiten und konkrete Lösungen zu finden. Kognitive Verhaltenstherapeutinnen und -therapeuten gehen davon aus, dass Verhalten, Gedanken, Einstellungen, Bewertungen und Überzeugungen sowie Gefühle eng miteinander zusammenhängen und unser Wohlbefinden beeinflussen. Ziele der Therapie sind unter anderem, sich der eigenen Gedanken, Einstellungen und Erwartungen bewusst zu werden und diese sinnvoll zu verändern.

Die kognitive Verhaltenstherapie wird durch psychologische oder psychiatrische Psychotherapeutinnen oder Psychotherapeuten durchgeführt und umfasst durchschnittlich 20 bis 40 Sitzungen. Meist finden die Sitzungen einmal pro Woche für 50 Minuten statt. Die Therapie kann als Einzeltherapie oder Gruppentherapie durchgeführt werden und es gibt inzwischen auch digitale Angebote. Die kognitive Verhaltenstherapie ist die wissenschaftlich am besten untersuchte Form der Psychotherapie. Die Therapie ist von allen Krankenkassen anerkannt.

Wie sieht der typische Ablauf einer kognitiven Verhaltenstherapie aus?

Zu Beginn erfragt die Therapeutin oder der Therapeut die aktuellen Symptome und die Krankengeschichte. Auch interessiert sie oder ihn die Erklärungen der jeweiligen Frau für die Entstehung und Stärke der Symptome. Zudem werden Fragebogen eingesetzt, um die Diagnosestellung zu unterstützen. Parallel zu den ersten Stunden der Therapie sollen auch Tagebücher geführt werden, um den individuellen Symptomverlauf, aber auch Gedanken oder Verhalten zu erfassen. Diese Tagebücher werden in der Therapie besprochen, um bestimmte Muster der Beschwerden zu finden. Auch wird nach den Behandlungszielen der Frau gefragt und es werden zusätzliche Informationen zum Therapieplan gegeben. Über die Therapie hinweg werden verschiedene Übungen zur Entspannung und Stressreduktion oder zu Problemlösestrategien aufgezeigt, die regelmäßig in Form von Hausaufgaben geübt werden sollen. Je nach Symptomen werden weitere Bausteine zur Therapie hinzugefügt (vgl. Tabelle 4). Einige Bausteine der Therapie werden auch an anderen Stellen in diesem Ratgeber beschrieben.

Tabelle 4: Beispiele für Bausteine der kognitiven Verhaltenstherapie bei Wechseljahrsbeschwerden

Symptom	Therapiebaustein
Beeinträchtigende Hitzewallungen	• Veränderung von negativen Gedanken und Bewertungen der Hitzewallungen
Schlafstörungen	• Schlafhygiene • Bettzeitrestriktion bei Ein- und Durchschlafstörungen
Depression	• Aufbau positiver Aktivitäten • Erkunden der eigenen Werte
Sexuelle Funktion/ Zufriedenheit	• Paartherapie oder Paargespräche

Kognitive Verhaltenstherapie – Ist das etwas für mich?

Die folgenden Fragen können Ihnen dabei helfen, herauszufinden, ob eine kognitive Verhaltenstherapie für Sie infrage kommt:

- Sind Sie motiviert, sich Ihrer eigenen Denk- und Verhaltensmuster bewusster zu werden und automatische Bewertungen zu verändern?
- Beeinflussen die Symptome Sie im Alltag oder fühlen Sie sich damit allein?
- Haben Sie Mühe, mit den psychischen und körperlichen Veränderungen der Wechseljahre umzugehen?
- Haben Sie bestimmte Risikofaktoren, die es nicht erlauben, eine Hormontherapie zu starten, oder den Wunsch, ohne Hormontherapie durch die Wechseljahre zu kommen?
- Fühlen Sie sich mental müde, niedergeschlagen oder ständig unter Strom?

Wenn Sie eine oder mehrere dieser Fragen mit Ja beantworten, dann könnte die kognitive Verhaltenstherapie durchaus etwas für Sie sein. Erkundigen Sie sich in Ihrer Umgebung nach passenden Therapeutinnen und Therapeuten und vereinbaren Sie ein erstes Gespräch.

3.1.2 Achtsamkeitsbasierte Übungen

Was ist Achtsamkeit?

Achtsamkeit ist das bewusste „Im-Moment-Sein“ und die nicht wertende Wahrnehmung des Augenblicks. In einer achtsamen Haltung werden alle Gedanken, Gefühle und Empfindungen wahrgenommen und angenommen, egal ob sie schön und angenehm, neutral oder unangenehm sind.

Achtsamkeit hat ihren Ursprung in Buddhismus. In der westlichen Kultur wurde Achtsamkeit vor einigen Jahrzehnten als hilfreiches Konzept erkannt und in das Gesundheitswesen integriert. Heute werden achtsamkeitsbasierte Behandlungen genutzt, um Stress abzubauen und Gesundheit und Wohlbefinden zu fördern.

Welche achtsamkeitsbasierten Übungen können bei Wechseljahrsbeschwerden eingesetzt werden?

Empfohlen werden Yoga, Meditationen oder Übungen wie der Body-Scan, bei der in liegender Position einzelne Körperteile bewusst und achtsam wahrgenommen werden. Zur Stressreduktion gibt es ganze Programme, wie die „Mindfulness-Based Stress Reduction“ (deutsch *„Achtsamkeitsbasierte Stress-*

reduktion") nach dem amerikanischen Arzt Jon Kabat-Zinn, die auch im deutschsprachigen Raum als mehrwöchiges Programm angeboten wird. Achtsamkeit kann im Alltag angewendet und trainiert werden. Beispielsweise können alltägliche Arbeiten und Routinen wie Zähneputzen, Duschen oder die Erledigung des Abwaschs achtsam durchgeführt werden. Es geht darum, sich ganz auf die Wahrnehmung der Seife, die Wärme des Wassers oder die Berührungen der Zahnbürste zu konzentrieren und mit allen Sinnen zu erleben. Es geht um das Beobachten, wie sich etwas anfühlt, was in diesem Augenblick gefühlt wird, und dieses Gefühl anzunehmen, ohne zu reagieren.

Welche Vorteile bringen achtsamkeitsbasierte Übungen?

In verschiedenen Studien konnte gezeigt werden, dass achtsamkeitsbasierte Übungen in den Wechseljahren Stress, Angst, Depressionen, Hitzewallungen und Vergesslichkeit verringern können und dabei keinerlei Risiken zu erwarten sind.

Achtsamkeitsbasierte Übungen – Ist das etwas für mich?

Bei diesen Übungen steht der Umgang mit Stress, Ängstlichkeit und Sorgen über Vergangenes oder Künftiges im Mittelpunkt. Diese Übungen können in der Gruppe, im Einzelsetting oder digital durchgeführt werden und dauern einige Wochen. Eigenständiges Üben ist dabei zentral. Es gibt immer mehr Apps mit Achtsamkeitsübungen, die nicht zwingend auf die Wechseljahre zugeschnitten sind, sich aber dennoch zum selbstständigen Üben eignen. Bei diesen Übungen braucht es etwas Geduld mit sich selbst, bis eine „achtsame Haltung" etwas Selbstverständliches wird. Auch gelingt es nicht in allen Lebenslagen, eine achtsame Haltung zu zeigen, dennoch hilft es, mehr Gelassenheit dem Leben gegenüber zu entwickeln.

3.1.3 Behandlung mit Hormonen

Was ist eine Hormontherapie?

Wie bereits beschrieben, nimmt die Konzentration bestimmter Hormone (z. B. Östrogene, Progesteron) im Laufe der Wechseljahre ab. Bei der Behandlung mit Hormonen werden die fehlenden Hormone von außen wieder verabreicht. Die Behandlung mit Hormonen kann zu einer Symptomverbesserung und dem langfristigen Schutz der Gesundheit führen. Diese Behandlung wird entweder als Einzeltherapie (beispielsweise nur Östradiol, wenn keine Gebärmutter mehr vorhanden ist) oder als Kombinationstherapie (beispielsweise Östradiol und Progesteron zusammen) angeboten.

Wie sieht eine Behandlung mit Östrogenen aus?

Östrogene können auf verschiedene Weise verabreicht werden:

- *Transdermal:* Über die Haut als Gel, Pflaster oder Spray. Das Hormon wird direkt über die Haut in den Blutkreislauf aufgenommen.
- *Oral:* Als Tablette. Es kommt zuerst zu einer Verstoffwechslung der Östrogene in der Leber, daher werden Tabletten heute seltener verwendet.
- *Lokal:* Über Cremes, Zäpfchen oder Vaginalringe. Die vaginale Anwendung kommt insbesondere bei lokalen Problemen wie vaginaler Trockenheit zum Tragen.
- *Intramuskulär:* Über eine Spritze. Diese Verabreichungsmethode wird etwas seltener angewendet.

Was ist zu beachten?

Ihre Ärztin oder Ihr Arzt klärt Risikofaktoren und mögliche Kontraindikationen ab und es erfolgt eine körperliche Untersuchung, bevor eine Behandlung gestartet wird.

Es werden Fragen zum familiären Risiko für bestimmte Erkrankungen wie Brustkrebs gestellt. Auch werden Alter, Vorerkrankungen und derzeitige Symptome mitberücksichtigt. Bei Frauen in der Postmenopause wird der Zeitpunkt der letzten Blutung erfragt und die Verursachung der Menopause (natürlich oder aufgrund einer Operation). Es ist wichtig, die eigenen Wünsche zur Art der Behandlung zu äußern und darauf zu achten, dass Behandlung und persönlicher Lebensstil zusammenpassen.

Eine Verabreichung der Hormone über die Haut wird grundsätzlich empfohlen, da geringere Wirkstoffmengen nötig sind als bei Tabletteneinnahme und der Umweg über die Leber (wie bei Tabletten) vermieden wird. Dadurch verringert sich das Risiko für Blutgerinnsel. Auch geben beispielsweise Östrogenpflaster regelmäßig Hormone ab. Die tägliche Anwendung sollte möglichst gut in den Alltag eingebunden werden. Für manche Frauen kann es sinnvoll sein, ein Östrogen-Gel oder -Spray am Morgen zu verwenden, während für andere der Abend ruhiger ist und sie dann mehr Zeit dafür finden.

Welche Vorteile bringt eine ärztlich verordnete hormonelle Behandlung?

Eine ärztlich verordnete Behandlung mit Hormonen kann typische Wechseljahrsbeschwerden lindern und dem langfristigen Schutz der Gesundheit dienen. Die Tabelle 5 gibt einen Überblick über die spezifischen Vorteile einer Hormontherapie.

Tabelle 5: Vorteile der Hormontherapie

Hitzewallungen	Selteneres Auftreten von Hitzewallungen, unabhängig von der Applikationsform. Eine höhere Dosis kann die Wirksamkeit erhöhen, hat aber auch eine höhere Nebenwirkungsrate.
Psychische Symptome	Falls die Symptome mit hormonellen Schwankungen in Zusammenhang stehen, ist eine entsprechende Behandlung in Betracht zu ziehen. Da eine Behandlung mit Östrogenen die Stimmung rasch verbessern kann, ist ein Behandlungsversuch damit möglicherweise sinnvoller als die Einnahme eines Antidepressivums. Diese Entscheidung sollte jedoch mit dem medizinischen Fachpersonal besprochen werden.
Urogenitale Symptome	Es wird insbesondere die vaginale Behandlung mit Hormonen empfohlen. Diese kann das Risiko für wiederkehrende Infekte, eine überaktive Blase und Scheidentrockenheit verringern.
Sexuelle Funktion/ Zufriedenheit	Eine Behandlung mit *Androgenen* wie Testosteron kann insbesondere bei postmenopausalen Frauen die Libido, die Orgasmusfähigkeit und die generelle sexuelle Zufriedenheit erhöhen.

Tabelle 5: Fortsetzung

Osteoporose-bedingte Knochenbrüche	Eine hormonelle Behandlung führt zur Reduktion des Risikos für Knochenbrüche und das schon nach relativ kurzer Einnahmezeit (weniger als ein Jahr) und unabhängig vom Alter.
Herz-Kreislauf-Erkrankungen	Eine Behandlung mit Hormonen hat einen schützenden Effekt auf das Herz und die Blutgefäße. Dafür sollte mit der Behandlung nach Möglichkeit bereits gestartet werden, wenn noch keine entzündlichen Veränderungen der Blutgefäße *(Plaques)* vorliegen.

Wichtig zu wissen ist, dass insbesondere in den ersten sechs Wochen der Behandlung mit Sexualhormonen gehäuft Nebenwirkungen auftreten können. Falls diese nach drei bis vier Monaten nicht weg sind, sollten Sie dies nochmals mit der Behandlerin oder dem Behandler besprechen. Eventuell spricht das dafür, dass die Dosierung oder die Art der Verabreichung angepasst werden muss.

Mögliche Risiken und Nebenwirkungen der hormonellen Behandlung

Folgende Nebenwirkungen können bei einer Hormontherapie auftreten:

- Bauchschmerzen, Krämpfe, Blähungen oder Übelkeit,
- Spannen in der Brust,
- depressive Verstimmung,
- Reizbarkeit,
- Verstopfungen,
- Gewichtszunahme,
- Wassereinlagerungen,
- Kopfschmerzen,
- Zwischenblutungen.

Wenn es um mögliche Risiken einer Hormonbehandlung geht, bestehen gewisse Ängste sowohl bei Patientinnen als auch bei Behandlerinnen und Behandlern. Es ist wichtig, über mögliche Risiken Bescheid zu wissen. In Tabelle 6 sind darum die Risiken einer hormonellen Behandlung aufgelistet.

Diese basieren auf Berechnungen, in denen die Daten sehr vieler einzelner Studien berücksichtigt wurden (einer sogenannten *Metaanalyse* von Gartlehner et al., 2017). Die Risiken werden als *relative Risiken* bezeichnet. Das scheint erst mal kompliziert, ist es aber eigentlich gar nicht.

Ein „+" vor der Zahl bedeutet, dass unter hormoneller Behandlung das Risiko, eine Erkrankung zu entwickeln, erhöht ist. Dies gilt immer im Vergleich zu einer Frau, die keine hormonelle Behandlung erhält. Ein Beispiel zur Veranschaulichung: Von 10.000 Frauen, die eine Östrogentherapie erhalten, werden 11 mehr einen Schlaganfall erleiden als bei einer zweiten Gruppe von 10.000 Frauen, die keine Östrogentherapie bekommt.

Ein „–" vor der Zahl zeigt an, dass das Risiko, eine Erkrankung zu entwickeln, geringer ist, wenn eine Frau eine hormonelle Behandlung erhält, als wenn sie keine erhält. Wieder ein Beispiel: Von 10.000 Frauen, die eine Östrogentherapie bekommen, werden 19 weniger einen Diabetes entwickeln als in einer Gruppe von 10.000 Frauen, die keine Östrogentherapie erhalten.

Tabelle 6: Relative Risiken hormoneller Therapien nach Gartlehner et al. (2017)

Therapie	Erkrankung	Relatives Risiko
Therapie nur mit Östrogen	Diabetes	–19 pro 10.000
	Knochenbrüche	–53 pro 10.000
	Schlaganfall	+11 pro 10.000
	Thrombosen	+11 pro 10.000
Kombinationstherapie mit Östrogen und Progesteron	Darmkrebs	–6 pro 10.000
	Diabetes	–14 pro 10.000
	Knochenbrüche	–44 pro 10.000
	Brustkrebs	+9 pro 10.000
	Schlaganfall	+9 pro 10.000
	Thrombosen	+21 pro 10.000

Grundsätzlich gilt für die Behandlung mit Hormonen: So früh wie möglich (möglichst vor dem 60. Lebensjahr oder maximal 10 Jahre nach dem Erreichen der Menopause), nur so hoch dosiert wie nötig und so kurz wie möglich. Eine Hormontherapie sollte nur bei klarer Indikation gestartet werden. Hat eine Frau ihre Gebärmutter noch, so wird eine Kombinationstherapie aus Östrogen und Progesteron verschrieben. Progesteron ist wichtig, damit die Gebärmutterschleimhaut, wie bei der natürlich vorkommenden menstruellen Blutung, regelmäßig abgetragen wird. Hat eine Frau keine Gebärmutter mehr, dann wird in den meisten Fällen eine Östrogentherapie ohne Progesteron empfohlen. Auch die Behandlung mit „männlichen Hormonen" *(Androgene)* wie Testosteron kann sinnvoll sein, da auch diese in den Wechseljahren weniger werden.

Bei jeder Form der Behandlung mit Hormonen wird das jeweilige Risiko-Nutzen-Profil anhand der folgenden Merkmale geprüft: das Risiko für schwere Erkrankungen, die Stärke der Beschwerden, das Alter zum Zeitpunkt der Menopause, ob Sie eine natürliche Menopause erlebt haben oder durch eine Operation, die Zeit, die seit der Menopause vergangen ist, sowie frühere Versuche einer hormonellen Behandlung und weitere Erkrankungen. Bei Anwendung der hormonellen Behandlung entsprechend der ärztlichen Verordnung überwiegen zumeist die Vorteile.

Viele Frauen wählen anstelle einer ärztlich verordneten Hormonbehandlung sogenannte *Phytoöstrogene*. Diese stammen aus Pflanzen, ähneln biochemisch der Struktur des Östradiols und können so an die gleichen Rezeptoren andocken (wie ein Schlüssel in ein Schloss). Zu den Phytoöstrogenen gehören insbesondere die Isoflavone, die Stilbene, die Lignane und das Coumestrol. Phytoöstrogene kommen in Lebensmitteln wie Soja, Leinsamen, Sesam, Hopfen, Salbei oder Hülsenfrüchten vor. Die Wirkung von Phytoöstrogenen ist jedoch um einiges geringer als die von körpereigenen Östrogenen. Viele Frauen greifen auch zu Nahrungsergänzungsmitteln oder Produkten auf Basis von Traubensilberkerze, Salbei, Hopfen oder Ginseng, um besser mit den Beschwerden in den Wechseljahren umzugehen.

Bisher gibt es nur wenige qualitativ hochwertige Studien zur Wirksamkeit und zur Gefahr von phytoöstrogenhaltigen Präparaten oder Nahrungsergänzungsmitteln. Vor der Einnahme sollte unbedingt das Gespräch mit einer Gynäkologin oder einem Gynäkologen gesucht werden. Es kann auch zu Wechselwirkungen mit anderen Medikamenten kommen.

3.2 Was kann ich selbst beitragen?

Nicht immer ist der Gang zur Expertin oder zum Experten nötig, um die Wechseljahre angenehmer gestalten zu können. So helfen zum Beispiel Stressabbau und regelmäßige Bewegung bei Hitzewallungen, Schlafstörungen, Ängsten oder depressiver Verstimmung. Gesunde Ernährung und Bewegung können helfen, das Gewicht zu halten und sich gegen osteoporosebedingte Knochenbrüche zu schützen. Mit kleinen Veränderungen kann bereits viel Gutes erreicht werden. In diesem Kapitel finden sich deshalb Übungen und Tipps, die Sie zu Hause umsetzen können.

3.2.1 Ernährung

Welche Ernährungsweise eignet sich für die Wechseljahre?

Es gilt das Motto: Genuss in vernünftigen Maßen statt Verzicht!

Studien zeigen, dass die mediterrane Diät, auch Mittelmeer-Diät genannt, empfehlenswert ist. Um das Mittelmeer herum wird viel saisonales Gemüse, kaltgepresste Öle wie Olivenöl, Nüsse und frischer Fisch gegessen. Diese Lebensmittel enthalten viele wichtige Nährstoffe und Antioxidantien und sind daher gut für die Gesundheit. Studien konnten zeigen, dass Menschen im Mittelmeerraum länger leben (Trichopoulou, 2004). Das wird unter anderem durch diese Ernährungsweise unterstützt.

Dabei könnte man das Wort „Diät" eigentlich ganz streichen. Es geht vielmehr darum, seine Ernährungsweise langfristig umzustellen. Auch müssen keine lästigen Kalorien gezählt werden, um einen positiven Effekt für seine Gesundheit und sein Wohlbefinden zu erreichen.

Was bringt es, sich in den Wechseljahren nach der mediterranen Diät zu ernähren?

Zahlreiche Studien konnten zeigen, dass die mediterrane Diät entzündungshemmend und *antioxidativ* (schützend vor freien Radikalen) wirkt. In den Wechseljahren bewirkt die mediterrane Diät eine bessere Knochengesundheit mit mehr Knochenmineralien aber auch mehr Muskeln und weniger Fettmasse. Auch geht sie mit weniger Hitzewallungen und nächtlichem Schwitzen sowie einem niedrigeren Risiko für Übergewicht und Fettleibigkeit, aber auch einem reduzierten Risiko für Herz-Kreislauf-Erkrankungen und metabolischen Erkrankungen einher. In der Postmenopause ist die mediterrane Diät mit einem geringeren Hüftumfang, einem niedrigeren Body-Mass-Index und einem günstigeren Verhältnis zwischen Hüft- und Bauchumfang verbunden. Auch zeigte sich ein leicht reduziertes Risiko für Brustkrebs bei postmenopausalen Frauen, die sich an den mediterranen Speiseplan hielten. Je mehr Mahlzeiten in den Wechseljahren und der Postmenopause nach der mediterranen Diät gestaltet werden, desto stärker sind die positiven Effekte auf die Gesundheit.

Wie sieht ein Menü nach der mediterranen Diät aus?

Ein Tagesmenü nach der mediterranen Ernährungsweise könnte so aussehen: Morgens gibt es ein Vollkornbrot mit frischen Früchten oder ein selbst zusammengestelltes Müsli oder Granola aus Haferflocken, Nüssen, Milch oder Naturjoghurt und Früchten. Fertige Müslimischungen enthalten oft viel Zucker, daher lieber das Müsli selbst zusammenstellen. Dazu darf es ein Kaffee oder Tee mit etwas Milch sein. Mittags stehen Vollkornnudeln mit Bohnen oder Kichererbsen, gedünstet mit frischem Knoblauch und Olivenöl auf dem Speiseplan. Alternativ kann es auch einen frischen griechischen Salat mit gutem Fetakäse geben. Zum Dessert darf man nach Lust und Laune zu saisonalen Früchten greifen. Abends steht ein Stück frischer Fisch wie Lachs oder Dorade mit einem bunten Salat oder eine Gemüsepfanne auf dem Menü.

Bei jeder Mahlzeit sollten saisonale Früchte oder Gemüse mit integriert werden. Weißmehl ist durch Dinkel, Hafer, Reis, Quinoa oder Vollkornprodukte zu ersetzen. Jede Mahlzeit sollte auch Eiweiß enthalten. Das darf ab und zu Fisch oder Hühnchen sein, kann aber auch durch Hülsenfrüchte wie Linsen,

Bohnen oder Kichererbsen gut abgedeckt werden. Das Eiweiß kann der Körper am besten aufnehmen, wenn man dazu auch Kohlenhydrate wie Vollkornnudeln oder Reis isst. Diese Kombination schmeckt und hält auch besonders lange satt. Ab und zu ist auch ein Glas Wein zum Essen in Ordnung. Während des Tages ist es wichtig, genügend (ca. 1,5 bis 2 Liter) Wasser oder ungesüßte Tees zu trinken. Wer nicht gerne trinkt, kann das Trinken etwas abwechslungsreicher gestalten durch eine Scheibe Zitrone oder Limette oder auch frische Kräuter wie Minze im Wasser. Frisches Gemüse (z.B. Gurken oder Tomaten) enthält auch viel Wasser und so können die Wasserspeicher durch das Essen von Gemüse zusätzlich gefüllt werden.

Auch eine genügende Vitamin-D- und Kalzium-Zufuhr ist in den Wechseljahren und danach sehr wichtig. Das bedeutet eine tägliche Menge von ca. 20 Mikrogramm Vitamin D und ca. 700 Milligramm Kalzium. Kalzium können wir über die Ernährung aufnehmen, da es unter anderem in Milchprodukten, Hülsenfrüchten, Gemüse wie Grünkohl und Brokkoli oder auch in Nüssen vorhanden ist. Vitamin D bilden wir hauptsächlich in der Haut über das Sonnenlicht. Bei einem hellen Hauttyp reichen bereits 10 Minuten Sonneneinstrahlung am Tag, um die tägliche Dosis an Vitamin D zu produzieren. Dabei ist es egal, ob die Sonne auf das Gesicht oder andere Körperstellen fällt. Bei dunklen Hauttypen braucht es deutlich länger, nämlich zwischen 20 und 60 Minuten. Wenn wir Sonnencreme auftragen, verhindern wir, dass unsere Haut Vitamin D produzieren kann. Es ist also wichtig, die Balance zwischen ungeschütztem Aufenthalt in der Sonne und der Zeit, in der Sonnenschutz verwendet wird, zu finden. Es soll Vitamin D gebildet, aber Hautkrebs vermieden werden. Vitamin D ist auch in fettem Fisch wie Lachs oder Hering enthalten, d.h. durch den Verzehr solcher Fischsorten kann ebenfalls Vitamin D aufgenommen werden.

Da im Körper kein Vitamin-D-Vorrat aufgebaut werden kann, ist es wichtig, regelmäßig Vitamin D durch die Nahrung aufzunehmen oder über die Haut zu gewinnen. Zweiteres ist in unseren Breitengraden im Winter besonders schwierig. Auch nimmt mit fortschreitendem Alter die Fähigkeit unseres Körpers ab, Vitamin D zu produzieren. Deshalb wird ab einem Alter von ca. 65 Jahren eine Kombination aus Sonnenlicht und der Einnahme von Vitamin D in Tropfen- oder Tablettenform empfohlen. Auch die gemeinsame Verabreichung von Kalzium zur Vorbeugung von Osteoporose und Vitamin D ist möglich.

3.2.2 Bewegung und Sport

Wie viel Bewegung wird in den Wechseljahren empfohlen?

Wer sich pro Woche ca. 2,5 Stunden körperlich betätigt, kann seine Gesundheit auf einem hohen Level halten. Die Bewegung sollte auf mehrere Tage verteilt sein und an gewissen Tagen anstrengend und schweißtreibend und an anderen eher gemächlicher sein. Wichtig ist, den Spaß nicht aus den Augen zu verlieren.

Bewegung von *mittlerer Intensität* bringt einen etwas außer Atem, aber noch nicht ins Schwitzen. *Hohe Intensität* kann kurz, aber unter maximaler Muskelbelastung passieren, wie dies beim Training mit Gewichten oder einem Sprint der Fall ist. Von hoher Intensität kann aber auch eine lange und dafür für die Muskeln weniger belastende Einheit sein. Das wäre beispielsweise beim Joggen der Fall. Genauso wichtig sind Zeiten der Erholung, in der *leichte Bewegung* guttun kann. Im Anschluss an den Kasten finden Sie noch weitere Anregungen und Beispiele.

Gerade in den Wechseljahren und danach ist ein gemischtes Training von Ausdauer, Kraft, Gleichgewicht und Beweglichkeit zu empfehlen. Das kann heißen, den Puls mehrmals wöchentlich nach oben zu bringen, um die Ausdauer zu fördern, eine Einheit Krafttraining mit Gewichten oder dem eigenen Körpergewicht einzulegen, regelmäßig zu dehnen und zwei- bis dreimal wöchentlich Balance-Übungen ohne oder mit Utensilien wie einem Balance-Board zu machen.

Ideen für Bewegung von leichter Intensität oder Balance-Übungen:

- Gemütliche Abendspaziergänge.
- Stretching.
- Hatha Yoga (kann auch von mittlerer Intensität sein).
- Beim Stehen auf einem Bein langsam auf die Zehenspitzen und wieder runter auf den Ballen gehen. Mehrfach mit einem und dann mit dem anderen Bein wiederholen.
- Auf einem Bein stehen und das Knie des anderen Beines so nahe wie möglich zur Brust nehmen und einige Sekunden halten. Dann das Bein wechseln.

Ideen für Aktivitäten mittlerer Intensität:

- Zügiges Spazieren oder Nordic Walking.
- Fahrradfahren in der Natur.

- Gartenarbeit.
- Golfen.
- Bergwandern.
- Power Yoga (kann auch von hoher Intensität sein).

Ideen für Aktivitäten hoher Intensität:
- Joggen.
- Langlaufen.
- Tanzen.
- Spinning oder Biken.

Wichtig ist, dass die körperliche Bewegung mit möglichst wenig zusätzlicher Anstrengung und Stress in den Alltag eingebunden werden kann. Es soll Spaß machen und als etwas Angenehmes erlebt werden. So ist es auch einfacher, die Bewegung in den Alltag einzubauen und langfristig am Ball zu bleiben. Wie bei allem Neuen dauert es eine gewisse Zeit, bis sich eine Routine gebildet hat.

Was bringt Bewegung in den Wechseljahren?

Durch moderate körperliche Aktivität können depressive Symptome, Ängste, Stressempfinden und körperliche Symptome reduziert werden. Manchen Frauen hilft Bewegung auch bei Hitzewallungen und nächtlichem Schwitzen. Im Allgemeinen wirkt sich Bewegung positiv auf die Knochengesundheit, die Stimmung und das generelle Wohlbefinden aus. Auch zeigen Studien, dass Frauen, die sich regelmäßig bewegen, ein geringeres Risiko für einen Diabetes oder das *metabolische Syndrom* (eine Kombination aus Übergewicht und entweder einer Störung des Fett- oder Blutzuckerstoffwechsels oder Bluthochdruck) haben.

Was ist nötig, damit regelmäßige Bewegung als etwas erlebt wird, das Spaß macht, und es schön ist, darauf Zeit verwenden zu können?

Die folgenden Fragen können Ihnen dabei helfen, eine für Sie angenehme Art der Bewegung zu finden:
- Ist es Bewegung oder Sport, der zusammen mit anderen ausgeübt wird? Mit der Partnerin oder dem Partner, Freunden oder in einem Verein? An der frischen Luft? Im Fitnessstudio allein oder unter Gleichgesinnten?

- Könnte es Spaß machen, Musik oder ein gutes Hörbuch beim Laufen oder Nordic Walking zu hören?
- Hilft ein Schrittzähler, um genau zu wissen, wie viele Schritte und Stockwerke pro Tag zurückgelegt werden?
- Motiviert es, mit dem eigenen Hund nach draußen zu gehen oder den Hund des Nachbarn Gassi zu führen?
- Bringt das Tanzen evtl. so viel Spaß, dass es sich gar nicht mehr wie ein Training anfühlt?
- Vielleicht motiviert es Sie, wenn Sie sich ein neues Paar Tanz- oder Laufschuhe in der bevorzugten Farbe gönnen?

Gerade wenn Sport oder regelmäßige körperliche Bewegung generell etwas Neues und Ungewohntes ist, sollten die Ziele realistisch sein. Ansonsten verfliegt die anfängliche Euphorie allzu schnell und die Vorsätze werden über Bord geworfen. Auch sollten die Ziele recht genau sein. Was soll erreicht werden? Wie oft soll Bewegung jede Woche in den Alltag integriert werden? Gibt es einen Wanderweg, der besonders schön, aber aktuell vielleicht noch etwas zu steil oder lang ist? Wie fühlen sich Fortschritte an, die dazu motivieren, dranzubleiben? Gibt es Etappenziele, für die es eine Belohnung gibt?

> Das Arbeitsblatt 2 (vgl. Anhang, Seite 84) kann Ihnen dabei helfen, sich Bewegungsziele oder andere Ziele im Leben zu setzen.

3.2.3 Schlaf

Merke: Schlafhygiene

Die Wechseljahre bringen viele Herausforderungen für Frauen mit, wenn es um ihren Schlaf geht. Der Begriff *Schlafhygiene* umfasst alle Gewohnheiten und Umstände, die einen gesunden Schlaf fördern können.

Ideen für Schlafhygiene in den Wechseljahren

Tabelle 7 enthält hilfreiche Tipps rund um das Thema Schlafhygiene zum Selbstausprobieren.

Tabelle 7: Hilfreiche Verhaltensweisen für einen gesunden Schlaf in den Wechseljahren

Am Tag	Ausreichend Bewegung und Sonnenlicht tun dem Nachtschlaf gut. Koffeinhaltige Getränke lieber am Vormittag oder vor 16 Uhr konsumieren. Bei starker Müdigkeit oder Hitze kann ein Power-Nap helfen. Dieser sollte jedoch möglichst kurz sein und nicht zu spät am Nachmittag. Es tut dem Schlaf auch gut, sich mit Freunden zu treffen oder einem Hobby nachzugehen, um den Kopf freizubekommen.
Am Abend	Abends eine leichte Mahlzeit wählen. Am Abend sollte genug gegessen werden, um nicht hungrig ins Bett zu gehen. Bei Lust ein Glas Wein oder Bier zum Essen (vor 19:30 Uhr) trinken und danach alkoholfreie Getränke wählen. Alkohol in keinem Fall als Einschlafhilfe nutzen.
Vor dem Schlafengehen	Eine wohlige Schlafumgebung und ein Zubettgeh-Ritual können helfen, abends runterzufahren. Zum Ritual kann das Lesen eines Buches, das Trinken einer Tasse Entspannungstee, das Anzünden einer Kerze oder auch eine kurze Einheit Stretching oder Meditation gehören. Die Bettdecke und die Bezüge am besten aus einem atmungsaktiven Material wählen. Vor dem Einschlafen ist es dienlich, durchzulüften. Im Sommer kann ein Ventilator helfen, das Zimmer kühl zu halten. Wenn möglich, alle Lichter im Zimmer löschen und die Rollläden runterlassen, damit es im Zimmer dunkel ist und dem Körper signalisiert wird, dass es Zeit ist einzuschlafen.
Am nächsten Morgen	Regelmäßige Aufstehzeiten sind wichtig, auch wenn die Nacht mal kürzer war. Nach dem Aufwachen empfiehlt es sich, direkt das Licht anzustellen oder im Sommer kurz ans natürliche Licht zu gehen. Im Winter können Lichttherapie-Lampen helfen, falls die Dunkelheit zu Problemen beim Wachwerden oder mit der Stimmung führt.

Was bringt eine gesunde Schlafroutine in den Wechseljahren?

Durch die schlafhygienischen Maßnahmen sind Frauen abends müder und haben ein höheres Bedürfnis nach Schlaf *(Schlafdruck)*. Ein höherer Schlafdruck kann zu seltenerem Aufwachen bei Hitzewallungen und nächtlichem Schwitzen führen oder einem helfen, danach schneller wieder einzuschlafen. Über den Tag hinweg (sozial und körperlich) aktiv zu sein, kann das Risiko für abendliches Gedankenkreisen, Depressionen und Ängste verringern. Insgesamt ist erholsamer Schlaf mit körperlicher Regeneration und besserer Gedächtnisleistung am Tag verbunden.

Was tun, wenn die Schlafhygiene zu wenig hilft?

Bei länger andauernden Ein- und Durchschlafstörungen oder frühmorgendlichem Erwachen kann es sein, dass eine gute Schlafhygiene allein zu wenig ist. Es ist dennoch wichtig, sich daran zu halten. Es braucht dann jedoch eine Ergänzung. Folgende Fragen können helfen herauszufinden, was es sonst noch braucht.

Bei Problemen mit dem Einschlafen:

- Was hält Sie wach? Stress? Gedankenkreisen? Sorgen? Versuchen Sie eine Entspannungsübung aus dem Kapitel 3.2.4 anzuwenden.
- Sind Sie wirklich müde, wenn Sie sich ins Bett legen? Versuchen Sie, das Zubettgehen nach hinten zu verschieben und erst ins Bett zu gehen, wenn Sie sehr müde sind.
- Haben Sie bereits auf dem Sofa geschlafen? Versuchen Sie das abendliche Einschlafen auf dem Sofa zu vermeiden und lieber direkt ins Bett zu gehen.
- Haben Sie am Tag einen Mittagsschlaf oder Power-Nap gemacht? War der vielleicht zu lang? Können Sie versuchen, auf den Mittagsschlaf zu verzichten?
- Ist es im Zimmer zu warm oder zu kalt? Ist es zu laut oder zu hell? Können Sie etwas daran verändern?

Bei Problemen mit dem Durchschlafen:

- Wodurch werden Sie geweckt? Lässt sich etwas an den Störquellen verändern?
- Merken Sie oder Ihre Partnerin bzw. Ihr Partner, dass Sie laut schnarchen oder aufgrund von Atemaussetzern erwachen? Wenn ja, dann melden Sie

sich bei einer Spezialistin bzw. einem Spezialisten für eine schlafmedizinische Abklärung an.

Bei frühmorgendlichem Erwachen:
- Sind Sie zu früh ins Bett gegangen? Versuchen Sie, nicht länger als acht Stunden im Bett zu verbringen (*Bettzeitrestriktion*).
- Sind Sie aufgrund einer Hitzewallung aufgewacht und konnten nicht wieder einschlafen? Versuchen Sie eine Übung aus dem Kapitel 3.2.5 oder nehmen Sie Kontakt mit Ihrer Behandlerin oder Ihrem Behandler bzgl. weiterer Therapiemöglichkeiten auf.

Wer mehrere Wochen an Ein- oder Durchschlafstörungen oder frühmorgendlichem Erwachen leidet oder sich auch bei genügend Schlaf immer wieder müde und schlapp fühlt, dem ist angeraten, sich an eine schlafmedizinische oder psychotherapeutische Ambulanz mit dem Schwerpunkt Schlafstörungen zu wenden.

3.2.4 Stress und Entspannung

Was ist Stress?

Seelischen Stress erlebt man, wenn von einem mehr verlangt wird, als man geben kann. Es entsteht dann nämlich ein Ungleichgewicht zwischen den Anforderungen der sozialen Umwelt und den persönlichen Ressourcen, um mit diesen Anforderungen umzugehen.

Ausgelöst werden kann Stress durch Zeitdruck, Konflikte bei der Arbeit oder in der Familie, durch Reize wie Lärm, aber auch Überzeugungen wie, dass „alles perfekt gemacht werden muss". Stressauslösende Dinge werden *Stressoren* genannt.

Auch die Stressreaktion (wie jemand auf einen Stressor reagiert) ist sehr individuell. Während gewisse Frauen unter Stress gereizter sind oder sich nicht mehr konzentrieren können, neigen andere zu Schlafstörung, entwickeln körperliche Symptome wie Kopf- oder Bauchschmerzen, haben mehr oder weniger Appetit oder trinken vielleicht mehr Alkohol und Kaffee oder rauchen mehr, um vermeintlich besser mit dem Stress umzugehen.

Was passiert bei Stress mit dem Körper?

Sind wir gestresst, dann werden sogenannte Stresshormone produziert. Beispiele für Stresshormone sind Adrenalin und Kortisol. Bei kurzfristigem Stress wie einer Prüfung steigt unser Adrenalinspiegel schnell (innerhalb von Minuten) an, während das Kortisol nach ca. 20 Minuten seinen Höchstwert erreicht. Stresshormone wie Adrenalin und Kortisol helfen dem Menschen, sich an kurzfristige (akute) Anforderungen oder Herausforderungen anzupassen. So können wir uns beispielsweise durch das Adrenalin, das bei einer Prüfung ausgeschüttet wird, besser konzentrieren. Durch das Kortisol werden Energiereserven in den Muskeln freigesetzt. Früher, als Menschen noch von Säbelzahntigern gejagt wurden, war das überlebenswichtig, um schnell vom Angreifer davonrennen zu können. Aber auch heute noch ist diese Reaktion im menschlichen Körper verankert und so löst auch eine Prüfung eine Kortisolreaktion aus. Ist die Situation überstanden, dann wird die Produktion der Stresshormone wieder heruntergefahren.

Bleibt der Stress lange vorhanden oder können wir uns zwischen einzelnen Stressoren nicht erholen, dann wird von chronischem Stress gesprochen. Bei chronischem Stress werden die stresshormonproduzierenden Organe so lange oder so stark gefordert, bis die Produktion der Stresshormone aus dem Gleichgewicht gerät. Folge davon können zu hohe oder zu tiefe Kortisolspiegel sein. Chronischer Stress kann so zu einem Abbau von Muskelmasse führen oder Krankheiten wie beispielsweise psychische Störungen, Herz-Kreislauf-Erkrankungen oder Magen-Darm-Erkrankungen begünstigen und auch bestehende Krankheiten verstärken. Stress ist aber selten der alleinige Auslöser.

Welche Auswirkungen hat Stress auf die Symptome der Wechseljahre?

In Studien wurde gezeigt, dass Stress Symptome wie Hitzewallungen und Schlafprobleme auslösen oder verstärken kann. Daher ist es wichtig zu wissen, was genau bei einem selbst zu Stress und Belastung führt und woran man selbst merken kann, dass man gestresst ist.

> Mithilfe des Arbeitsblattes 3 (vgl. Anhang, Seite 85) können Sie versuchen, Ihre Stressauslöser zu erkennen und zu verstehen, was diese verstärkt.

Auch ist es gut zu wissen, ob sich der eigene Stress auf einzelne Symptome auswirkt oder nicht. Dazu finden Sie in Abbildung 3 ein Beispiel für ein Wochenprotokoll von Verena. In diesem Protokoll hat sie eine Woche lang festgehalten, was sie gestresst hat, wie sie darauf reagiert hat und welche Beschwerden an den jeweiligen Tagen auftraten.

Verena merkt durch das Führen des Wochenprotokolls, dass sie an Tagen, an denen sie Konflikte mit den Töchtern oder ihrem Mann erlebt (hier am Dienstag, Mittwoch und Donnerstag), viel schlechter mit der Tagesmüdigkeit umgehen kann und auch abends viel mehr Mühe hat einzuschlafen, da sie über den Tag nachgrübelt. An solchen Tagen könnte sie eine Entspannungsübung (vgl. Seite 67) ausprobieren.

> Eine Vorlage für ein Wochenprotokoll finden Sie im Arbeitsblatt 4 (vgl. Anhang, Seite 88). Am besten kopieren Sie die Vorlage mehrfach, damit Sie das Protokoll über einige Wochen hinweg führen können.

Was ist Entspannung?

Entspannung ist ein körperlicher und psychischer Zustand, bei dem Anspannung gelöst wird. Durch Entspannungsübungen nimmt die Spannung in den Muskeln ab, weniger Stresshormone werden ausgeschüttet und das Herz schlägt langsamer. Besonders spürbar ist die Entspannung, wenn man davor angespannt war oder sich bei Entspannungsübungen zuerst bewusst anspannt (beispielsweise bewusst die Muskeln zuerst an- und dann entspannt). Im Gegensatz zum Schlaf, der auch entspannend wirken kann, ist man bei Entspannungsübungen trotzdem aufmerksam, wach und reaktionsfähig.

Wenn Entspannung bewusst in den Alltag einbaut wird, dann bringt das viele Vorteile mit sich. In stressigen Zeiten kann Entspannung helfen, einen Ausgleich für Belastungen zu finden und sich zu regenerieren. Wenn man bereits merkt, „auf dem Zahnfleisch zu laufen“, dann können Entspannungsübungen helfen, das Belastungsniveau zu senken und auch die Toleranz für noch kommende Belastungen zu fördern. Auch ganz wichtig: Entspannungsübungen können zu positiven Emotionen führen und freudiger, gelassener und ruhiger machen.

Wochentag	Montag	Dienstag	Mittwoch	Donnerstag	Freitag	Samstag	Sonntag
Stressor	–	Streit mit Tochter	Tochter ignoriert mich beim Frühstück	Konflikt lässt mich nicht los	Versöhnt mit Tochter, aber Mann wortkarg	–	Kurzer Konflikt beim gemeinsamen Frühstück
Körperliche Stressreaktion	–	Zittern, Herzrasen, angespannte Muskeln	Schnelle Atmung, angespannte Muskeln, kein Appetit	Angespannte Muskeln	Angespannte Muskeln, Kloß im Hals	–	Angespannte Muskeln
Gedanken	–	„Ich bin nur noch gut, wenn sie mich gerade braucht.“	„Ich fühle mich ausgenutzt und so allein!“	„Meine Gedanken rasen.“, „Ich kann mit niemandem sprechen.“	„Er spricht mit mir, als wäre ich eine Fremde.“	–	„Meine Familie geht den Bach runter.“
Stresserleben (1–10)	3	9	9	8	7	6	8
Beschwerden	Schlecht geschlafen, müde am Tag	Extrem müde, wenig Energie, fast nicht geschlafen	Noch müde vom Vortag, schleppe mich aus dem Haus	Müde, heute zudem eine Hitzewallung bei der Arbeit	Müde und dünnhäutig	Etwas weniger müde, eine Hitzewallung beim Spazieren	Dünnhäutig, nahe am Wasser, wenig Energie
Intensität der Beschwerden (1–10)	4	8	9	9	7	6	8

Abbildung 3: Beispiel für ein ausgefülltes Wochenprotokoll von Verena

Wie kann Entspannung in den Alltag eingebaut werden?

Folgende Entspannungsübungen bzw. Vorgehensweisen bieten sich an:

- Autogenes Training und Biofeedback, welche von extra dafür ausgebildeten Therapeutinnen und Therapeuten angeboten werden.
- Progressive Muskelrelaxation (PMR) nach Jacobson (2011), welche auch in Form von Apps angeboten wird und häufig Teil einer Psychotherapie ist (siehe auch die Anleitung im Kasten).
- Yoga und Meditation, entweder im Studio oder digital über Apps oder Videos für zu Hause.
- Aber auch regelmäßige Spaziergänge im Wald, Besuche in der Sauna, Akupunktur oder Massagen können entspannend wirken.

Anleitung für eine kurze Progressive Muskelrelaxation

Setzen oder legen Sie sich bequem hin und lenken Sie Ihre Aufmerksamkeit auf Ihren Atem. Spüren Sie, wie dieser langsam ein- und ausfließt und wie sich bei jedem Einatmen der untere Bauch etwas hebt und mit jedem Ausatmen wieder senkt. Machen Sie das, bis Sie spüren, dass Sie ruhiger werden und einen Rhythmus gefunden haben, der sich gut anfühlt.

Richten Sie Ihre Aufmerksamkeit dann auf den rechten Oberarm und spannen Sie die Muskeln so fest an, wie Sie können. Halten Sie die Spannung für 5 Sekunden und lösen Sie die Muskelspannung dann wieder. Spüren Sie den Unterschied zwischen An- und Entspannung und wie sich die Muskeln jetzt vielleicht etwas wärmer und schwerer anfühlen, und wie von ihnen Entspannung ausgeht. Spüren Sie ca. 40 Sekunden lang die Entspannung nach.

Richten Sie Ihre Aufmerksamkeit dann wieder auf den Atem. Wiederholen Sie die Anspannung im rechten Oberarm und halten Sie diese wieder für 5 Sekunden. Wiederholen Sie diese Übung für verschiedene Muskelgruppen und Körperteile wie die Hände, die Oberschenkel, das Gesäß oder auch die Stirn. Lassen Sie sich bei den ersten Versuchen genügend Zeit (ca. 30 bis 40 Minuten). Danach können Sie die Übung zeitlich immer mehr verkürzen, bis auf ca. 5 bis 10 Minuten.

Was bringen Entspannungsübungen in den Wechseljahren?

Entspannungsübungen reduzieren nachweislich den wahrgenommenen Stress und können sich positiv auf Wechseljahrsbeschwerden auswirken. Besonders positiv reagieren Frauen mit Schlafstörungen, Hitzewallungen und nächtlichem Schwitzen, aber auch Frauen mit depressiven Symptomen oder vermehrter Ängstlichkeit. Insgesamt zeigt sich, dass Entspannungsübungen die Stimmung heben können.

3.2.5 Mit belastenden Hitzewallungen umgehen

Die Forschung hat gezeigt, dass es einige Dinge gibt, die den Umgang mit Hitzewallungen einfacher oder schwerer gestalten können. In den Tabellen 8, 9 und 10 finden Sie eine Gegenüberstellung von ratsamem und wenig ratsamem Verhalten im Umgang mit Hitzewallungen.

Tabelle 8: Ratsames und wenig ratsames Verhalten, *wenn eine Hitzewallung kommt*

Ratsam	Wenig ratsam
Die Aufmerksamkeit auf etwas anderes (Arbeit, Schönes, Positives) lenken. • Den Fokus bewusst weg von der Hitzewallung und auf etwas anderes legen. • Dieses Verhalten lenkt von der Hitzewallung ab und kann entspannend wirken. *Benennen, dass nun eine Hitzewallung kommt.* • Neutral bleiben und ohne eine Bewertung die Hitzewallung anerkennen, kann den Umgang vereinfachen. • Frau könnte sich in dem Moment sagen: „Das ist eine Hitzewallung, die da kommt."	*Die komplette Aufmerksamkeit einnehmen lassen.* • Sich nur noch auf die ankündende Hitzewallung, das Schwitzen oder die Rötungen auf der Haut konzentrieren. *In der Angst aufgehen.* • Sich völlig davon einnehmen lassen, dass Hitzewallungen etwas Schlechtes sind, dem Körper nicht guttun oder es auch etwas Schlimmeres wie ein Herzinfarkt sein könnte. • Wenig ratsame Gedanken wären: „Wieso kommen die Wallungen immer in der blödesten Zeit? Das muss doch endlich mal aufhören!"

Tabelle 8: Fortsetzung

Ratsam	Wenig ratsam
	• Solche Gedanken lösen Stress aus und können die Hitzewallung eher noch verschlimmern.

Tabelle 9: Ratsames und wenig ratsames Verhalten *mitten in der Hitzewallung*

Ratsam	Wenig ratsam
Sich positive oder wertneutrale Gedanken machen. • Ein hilfreicher Gedanken könnte sein: „Die Wallung geht wieder weg und bis dahin bin ich halt einfach rot und schwitze". *Sich bewusst auf den eigenen Atem konzentrieren.* • Langsam und im eigenen Tempo ein- und ausatmen. • Dies führt zu Stressreduktion und Entspannung. *Sich selbst gut zureden.* • Gedanken wie „Nur weil ich rot bin und schwitze, bin ich nicht weniger kompetent" können helfen, Ihnen weiterhin ein gutes Gefühl in Ihrem Körper zu geben.	*Sich Vorwürfe machen.* • Gedanken wie „Hätte ich doch nur diesen Tee nicht getrunken! Das ist meine Schuld" machen unnötig Druck. • Nehmen Sie es als Lernerfahrung an und versuchen Sie in Zukunft, Ihr Verhalten zu ändern. Können Sie zu Eistee statt warmem Tee wechseln? *Die Hitzewallung noch vermeiden oder stoppen wollen.* • Versuchen Sie nicht, auf Biegen und Brechen die Hitzewallung stoppen oder vermeiden zu wollen. • Löst Ihr Umgang mit Hitzewallungen zusätzlichen Stress aus? Dann versuchen Sie diesen zu verändern und funktionalere Strategien auszuprobieren.

Tabelle 10: Ratsames und wenig ratsames *Verhalten in der Zeit ohne Hitzewallungen*

Ratsam	Wenig ratsam
Die Entspannungsfähigkeit verbessern und Stress reduzieren. • Dabei können Atemübungen, Yoga oder andere regelmäßige Bewegung oder ein Hobby, das Freude bereitet, helfen. • Durch regelmäßige Entspannung und Stressreduktion erleben viele Frauen die Hitzewallungen als weniger belastend.	*Sich bereits Sorgen über künftige Hitzewallungen machen.* • Sorgen geben einem manchmal das Gefühl einer „Pseudokontrolle". • Sorgen führen aber zu einer körperlichen Stressreaktion und können ggfs. auch das Risiko für eine Belastung durch die erlebten Hitzewallungen erhöhen.
Die eigenen Auslöser für Hitzewallungen kennenlernen. • Vielleicht können Sie aktiv etwas an Ihren Auslösern verändern. Das Arbeitsblatt 5 kann dabei helfen.	*Komplett ignorieren, dass immer wieder belastende Hitzewallungen vorkommen.* • Vermeidung führt zu einer kurzfristigen Erleichterung aber keiner Lösung des Problems. • Besser ist es, veränderbare Dinge anzupassen und nicht Veränderbares zu akzeptieren.

Lernen Sie Ihre Hitzewallung mithilfe des Arbeitsblattes 5 (vgl. Anhang, Seite 89) besser kennen. Überlegen Sie sich, was Ihre persönlichen Auslöser für Hitzewallungen sind.

3.2.6 Ein wertebestimmtes Leben führen

Was sind Werte und wie beeinflussen sie, wie wir uns tagtäglich für und gegen etwas entscheiden?

Werte sind Dinge im Leben, die uns wichtig sind, uns motivieren und glücklich machen. Werte stehen wie Leuchttürme in der Ferne und helfen einem, während des ganzen Lebens Entscheidungen zu treffen. Im Gegensatz zu Zielen werden Werte aber nie erreicht, sondern sie bleiben immer in der Ferne und helfen den Alltag zu navigieren und Entscheidungen zu treffen. Werte können so auch eine Motivationsquelle sein.

Werte werden insbesondere von der Familie mitgegeben und sind auch von der eigenen Kultur, den Freunden oder dem Berufsleben beeinflusst. Der Einfluss der Eltern nimmt nach der Kindheit immer mehr ab. Gerade in der Jugend beginnt man, die Wertefrage für sich selbst zu stellen. Dazu gehören Fragen wie „Was ist mir eigentlich wichtig im Leben?" oder „Was möchte ich im Leben erreichen?". Werte entstehen also durch eine Mischung aus Erfahrungen und Anpassungen an das Leben und sind ein Teil der eigenen Identität.

Die eigenen Werte besser verstehen

Um sich der eigenen Werte klar zu werden und sie besser zu verstehen, sind folgende Fragen hilfreich:

- Was ist mir wichtig im Leben?
- Was motiviert mich?
- Was ist für mein Leben wertvoll?
- Welche Grundsätze bestimmen mein Handeln?
- Was bleibt wichtig, auch wenn niemand weiß, dass ich es tue oder habe?

Werte bestimmende Lebensbereiche können Partnerschaft, Familie, Kinder oder Freundschaften sein. Auch Lernen, Ausbildung, Arbeit und Karriere oder Gesundheit und körperliches Wohlbefinden können dazu gehören. Aber auch Spiritualität, Glaube, Freizeit, Vergnügen, gesellschaftliches Engagement können Wertebereiche darstellen. Die beiden folgenden Übungen sollen helfen, Werte bewusster wahrzunehmen.

Übung: Lottogewinn

Stellen Sie sich vor, Sie hätten im Lotto einen so hohen Betrag gewonnen, dass Sie nicht mehr arbeiten müssten. Stellen Sie sich die folgenden Fragen:

- Was würden Sie mit dem Geld machen?
- Wie sähe Ihr Leben aus, wenn Sie reich wären?
- Was würden Sie zuerst verändern?
- Was würden Sie gleich belassen?

Übung: Veränderung der Werte über das Leben

Malen Sie eine Zeitlinie von der Geburt bis heute und tragen Sie Ihre Werte zu verschiedenen Zeitpunkten während Ihres Lebens ein. Überlegen Sie sich die folgenden Dinge:

- Haben sich Ihre Werte verändert?
- Was ist durch kritische Erfahrungen, Erlebnisse, Aufenthalte im Ausland, die Geburt eines Kindes etc. dazugekommen?
- Wird sich durch die Wechseljahre oder das Erreichen der Menopause etwas an Ihren Werten verändern?

Außerdem kann Ihnen das Arbeitsblatt 6 (vgl. Anhang, Seite 92) dabei helfen, sich Ihrer eigenen Werte bewusst zu werden.

Mögliche Konflikte zwischen Werten

Es kann passieren, dass sich zwei oder mehrere Werte im Wege stehen. Vielleicht steht das Bedürfnis nach einer Partnerschaft, Sicherheit und Nähe in der Beziehung in Konflikt mit dem Bedürfnis nach Erfolg. Das kann dann ein Problem werden, wenn die Arbeit so viel Zeit und Energie in Anspruch nimmt, das für die Beziehung nur noch wenig davon vorhanden ist. Es kann auch sein, dass in gewissen Abschnitten des Lebens die eigenen Werte aus den Augen verloren werden, weil die Bedürfnisse der Kinder, der Partnerin oder des Partners oder der eigenen Eltern im Mittelpunkt stehen. In vielen Therapiegesprächen berichten Frauen, dass sie ihre eigenen Werte in der Zeit der Kindererziehung oder in wichtigen Arbeitsphasen oder bei Karriereschritten in den Hintergrund gestellt haben. Oftmals stellt sich die Frage, was einem selbst im Leben wichtig ist, erst dann wieder, wenn die Kinder ausgezogen sind oder mehr Ruhe im Leben einkehrt ist, um sich solche Gedanken zu machen. Nicht selten sind auch die Wechseljahre für Frauen ein Auslöser, durch den sie merken, dass sie wieder mehr nach ihren eigenen Werten leben möchten.

Die folgenden Fragen können helfen dabei helfen, herauszufinden, ob bei Ihnen verschiedene Werte in Konflikt stehen:

- Was hindert Sie daran, ein Leben in Übereinstimmung mit Ihren eigenen Werten zu führen?

- Was wäre Ihnen wichtig, aber ist mit den Jahren in den Hintergrund getreten?
- Welche Dinge Ihres Lebens stimmen nicht mit Ihren Werten überein?
- Gibt es etwas, das Sie verändern können, um Ihre Werte wieder mehr ins Gleichgewicht zu bringen?
- Können Sie das selbst verändern oder brauche Sie dazu Hilfe von Freunden, Familie oder einer Fachperson?

Was bringt es, sich in den Wechseljahren mit seinen Werten zu beschäftigen?

Häufig besinnen sich Frauen in den Wechseljahren ganz automatisch auf Fragen danach, was ihnen eigentlich wichtig ist im Leben und ob sie ihr Leben denn auch effektiv danach gestalten. Solche Gedanken können erst einmal verwirrend sein oder auch Angst machen. Gerade wenn solche Fragen von sich aus aufkommen, ist es ratsam, hinzuschauen und sich wirklich damit zu beschäftigen, statt sie zu ignorieren oder wegzudrücken. Gerade wenn bestimmte Werte dem Anschein nach plötzlich keinen Platz mehr im Leben haben, weil beispielsweise die Kinder ausziehen, ist es wichtig zu schauen, was die jetzt wichtigen Werte für die eigene Person sind.

4 Die Wechseljahre als Thema in der Partnerschaft, im Freundes- und Arbeitskreis sowie mit den eigenen Kindern

Beispiel: Ella

Ella fühlt sich in letzter Zeit nicht besonders von ihrer Familie unterstützt. Die Kinder gehen stillschweigend davon aus, dass ihre Mutter für alle da ist und nie Probleme hat. Sie laden ihre Sorgen bei Ella ab, freuen sich über ein feines Abendessen und sind dann wieder weg. Ella nimmt sich vor, bei nächster Gelegenheit – dann, wenn die beiden ein bisschen zuhören – von ihrem derzeitigen Befinden zu erzählen. Sie möchte, dass die Kinder verstehen, dass sie in die Menopause kommt. Dass diese Lebensphase mit körperlichen Veränderungen einhergeht und ihre Kinder ein bisschen feinfühlig mit ihr umgehen sollen. Auch ihrem Mann will sie von den Veränderungen durch die Wechseljahre erzählen, denn sie hofft, dass er sie dann nicht mehr so sehr mit dem Verlust ihrer Taille neckt.

Beispiel: Verena

Verena hat Angst davor, dass ihr Mann sie verlassen könnte. Wenn er wüsste, dass sie in die Menopause kommt, dann würde er sie wohl als alt abschreiben und würde nur sagen, dass sie sich „flotter herrichten“ solle. Ihre Bekannten und ihre einzige Freundin erzählen eigentlich nur von den Dingen, die sie toll hinbekommen. Von Schlaflosigkeit und Niedergeschlagenheit ist bei ihnen nie die Rede. Deshalb traut sich Verena auch nicht, ihnen von ihren Problemen zu erzählen. Sie trägt ihren Kummer allein mit sich herum und fühlt sich von allen unverstanden.

Sich dem Partner oder der Partnerin über die Wechseljahre austauschen

Die Partnerin oder der Partner bekommt es hautnah mit, wenn eine Frau in die Wechseljahre kommt. Die wenigsten Personen erkennen wohl von selbst, um was es sich da genau handelt. Sie merken aber sehr wohl, dass sich ihre Frau irgendwie verändert. Dabei kann es für einen Mann oder eine Partnerin (insbesondere, wenn sie selbst noch nicht in den Wechseljahren war oder sie anders erlebt hat) hilfreich sein, ein grundlegendes Verständnis darüber zu haben, was eine Frau in den Wechseljahren so durchmacht. Was möchten Sie Ihrem Partner oder Ihrer Partnerin über Ihre Wechseljahre erzählen?

Anregungen für ein Gespräch:

- „An was denkst du, wenn du das Wort „Wechseljahre“ oder „Menopause“ hörst? Für mich bedeutet es ...“
- „Was macht es mit dir, wenn du merkst, dass ich eine Hitzewallung habe, schlecht schlafe oder keine Lust auf Sex habe? Ich empfinde es als ...“
- „Es würde mir helfen, wenn du mich bei ... oder mit ... unterstützen könntest.“
- „Wenn ich müde bin oder eine Hitzewallung habe, dann brauche ich ...“

Die Wechseljahre im Freundes- und Arbeitskreis thematisieren

Wenn etwa gleichaltrige Frauen in Ihrem Freundeskreis sind, dann waren die Wechseljahre in Gesprächen vielleicht bereits ein Thema. Es kann aber auch sein, dass das Thema Wechseljahre umschifft wird und nur selten unter Freundinnen über die damit verbundenen Probleme und Veränderungen gesprochen wird. Vielleicht hat es schon gut gemeinte Ratschläge von Freundinnen gegeben und darüber, was zu tun oder lassen ist in dieser Zeit. Solche Ratschläge, auch wenn wohl gut gemeint, können auch daneben gehen. Jede Frau empfindet die Wechseljahre anders, und was der einen hilft, kann für die andere völlig am Ziel vorbeigehen. Im Gespräch mit Freundinnen ist es daher wichtig, nicht zu vergessen, dass jede Frau die Wechseljahre anders erlebt.

Es stellt sich auch die Frage, ob und wenn ja, in welcher Form das Thema Wechseljahre im Arbeitskontext angesprochen werden soll. Je nachdem wo frau arbeitet, kann das leichter oder schwerer sein. Bei geringen Symptomen empfinden Frauen es vielleicht auch gar nicht als nötig, den Kolleginnen und Kollegen etwas davon zu erzählen. Vielleicht gibt es auch gewisse Sorgen darüber, was die anderen Mitarbeiterinnen und Mitarbeiter denken könnten, wenn sie wüssten, dass die Kollegin in den Wechseljahren ist. Nicht wenige

Frauen haben, gerade wenn sie in männerdominierten Bereichen arbeiten oder Führungspositionen haben, eine gewisse Angst, dann nicht mehr ernstgenommen zu werden. Es kann auch sein, dass frau selbst Angst davor hat, ihre Leistung nicht mehr in gleicher Form abrufen zu können wie früher, weil sie sich weniger gut konzentrieren kann oder auch mal vergisst, eine Mail zu beantworten. Vielleicht gibt es eine Frau in einem ähnlichen Alter an Ihrem Arbeitsplatz, mit der Sie ein Gespräch suchen und sich über den Umgang im beruflichen Alltag austauschen können. Ob Vorgesetzte eingeweiht werden sollten, ist sicher abhängig von den persönlichen Umständen. Besteht enger Kontakt zu den Vorgesetzten, dann kann es sinnvoll sein, die eigenen Wechseljahre zu thematisieren. Das Thema darf auch mit etwas Humor angesprochen werden. Wichtig ist aber, nicht zuzulassen, dass andere die Symptome ins Lächerliche ziehen oder sich belustigen. Es gibt immer wieder Frauen, die aufgrund ihrer Symptome den Job kündigen. Je mehr Frauen sich trauen, auch bei der Arbeit offen über das Thema zu sprechen, desto eher werden Vorurteile abgebaut und die Wechseljahre können irgendwann als ganz selbstverständlicher Teil des Lebens einer Frau akzeptiert werden.

Mit den eigenen Kindern über die Wechseljahre sprechen

Teenagerjahre und Wechseljahre treffen heute immer öfter aufeinander, da Frauen eher später als noch ihre eignen Mütter Kinder bekommen. Das heißt auch, dass zwei Personen (oder mehr) im Haushalt gleichzeitig in den beiden hormonell schwierigsten Phasen im Leben stecken. Auch wenn Frauen relativ kleine Kinder haben, kann das Muttersein in den Wechseljahren erschwert sein. Vielleicht ist weniger Energie da, um die Kinder zum Sport oder anderen Hobbys zu fahren oder um gemeinsame Ausflüge zu machen. Es kann auch sein, dass frau schneller genervt ist als früher.

Kinder werden eher selten ins Thema Wechseljahre integriert. Dabei wäre das heute wichtiger denn je, denn die Kinder bleiben aufgrund längerer Ausbildungszeiten und der damit verbundenen finanziellen Abhängigkeit von den Eltern länger zu Hause. Dadurch leben die Kinder oft noch zu Hause oder sind gerade so auf dem Absprung, wenn die Mutter in die Wechseljahre kommt. Früher wurde oft das *Empty-Nest-Syndrom* beschrieben, bei dem die Eltern einen großen Verlust verspüren, wenn die Kinder ausziehen (also ein

„leeres Nest“ hinterlassen). Heute sind Mütter und Väter eventuell sogar froh, wenn die Kinder mit Ende 20 das Elternhaus endlich verlassen und auf eigenen Beinen stehen. Wenn der Auszug des Kindes zusammen mit den Wechseljahren kommt, kann er sich aber auch wie ein zusätzlicher Verlust anfühlen oder so, als würde die Frau als Mutter nicht mehr gebraucht werden.

Gerade die Beziehung zwischen der Mutter in den Wechseljahren und der Tochter in der Pubertät kann ein Brennpunkt sein. Nicht selten kommt es zu Vergleichen zwischen Mutter und Tochter und manchmal auch zu Rivalitäten. Dann kann es um den Kleidungsstil, das Aussehen oder die Jugendlichkeit gehen. Auch bei Jungen und ihren Müttern kann es zu Konflikten bezüglich Ordnung, Sauberkeit, oder dem Einhalten von Abmachungen kommen.

Für Mütter ist es wichtig, zu wissen, dass die Kinder sich nicht zurückziehen, weil die Mutter mit Beschwerden kämpft, sondern weil die Kinder von ihrer eigenen Pubertät eingenommen werden. Die Kinder kämpfen also gerade ihren eigenen Kampf. Kinder stehen als Jugendliche grundsätzlich irgendwo zwischen der Suche nach Halt und Stabilität aber gleichzeitig auch dem Lernen, mehr auf eigenen Beinen zu stehen und sich von den Eltern abzulösen. Das ist also sozusagen einfach schlechtes Timing. Was möchten Sie Ihrem Kind oder Ihren Kindern über Ihre Wechseljahre erzählen?

Anregungen für ein Gespräch mit Ihren Kindern:

- „Wenn ich schlecht gelaunt oder dünnhäutig bin und dann weniger Nerven habe, dann bedeutet das ... Das hat nicht direkt etwas mit dir zu tun. Es ist einfach schwieriger für mich, wenn dann noch das Zimmer nicht aufgeräumt ist oder du später als abgemacht nach Hause kommst.“
- „Du könntest mich unterstützen, indem du ... machst.“
- „Manchmal brauche ich einfach ein bisschen Zeit für mich. Geht es dir auch mal so?“

Anhang

Literatur

Zitierte Literatur

Baker, J.H., Eisenlohr-Moul, T., Wu, Y.K., Schiller, C.E., Bulik, C.M. & Girdler, S.S. (2019). Ovarian hormones influence eating disorder symptom variability during the menopause transition: A pilot study. *Eating Behaviors, 35,* 101337. https://doi.org/10.1016/j.eatbeh.2019.101337

Fiacco, S., Gordon, J.L., Andersen, E.H., Kozik, R.G., Neely, O., Schiller, C. et al. (2022). Baseline anxiety-sensitivity to estradiol fluctuations predicts anxiety symptom response to transdermal estradiol treatment in perimenopausal women – A randomized clinical trial. *Psychoneuroendocrinology*, 105851.

Gartlehner, G., Patel, S.V., Feltner, C., Weber, R.P., Long, R., Mullican, K. et al. (2017). Hormone therapy for the primary prevention of chronic conditions in postmenopausal women: Evidence report and systematic review for the US Preventive Services Task Force. *JAMA, 318*(22), 2234–2249. https://doi.org/10.1001/jama.2017.16952

Greendale, G.A., Huang, M.H., Wight, R.G., Seeman, T., Luetters, C., Avis, N.E. et al. (2009). Effects of the menopause transition and hormone use on cognitive performance in midlife women. *Neurology, 72*(21), 1850–1857. https://doi.org/10.1212/WNL.0b013e3181a71193

Guthrie, J.R., Dennerstein, L. & Dudley, E.C. (1999). Weight gain and the menopause: A 5-year prospective study. *Climacteric, 2*(3), 205–211. https://doi.org/10.3109/13697139909038063

Jacobson, E. (2011). *Entspannung als Therapie. Progressive Relaxation in Theorie und Praxis* (aus dem Amerikanischen von K. Wirth, 7. Auflage). Stuttgart: Klett-Cotta.

Muka, T., Oliver-Williams, C., Kunutsor, S., Laven, J.S., Fauser, B.C., Chowdhury, R. et al. (2016). Association of age at onset of menopause and time since onset of menopause with cardiovascular outcomes, intermediate vascular traits, and all-cause mortality: A systematic review and meta-analysis. *JAMA Cardiology, 1*(7), 767–776. https://doi.org/10.1001/jamacardio.2016.2415

Palma, F., Volpe, A., Villa, P. & Cagnacci, A. (2016). Vaginal atrophy of women in postmenopause. Results from a multicentric observational study: The AGATA study. *Maturitas, 83,* 40–44. https://doi.org/10.1016/j.maturitas.2015.09.001

Trichopoulou, A. (2004). Traditional Mediterranean diet and longevity in the elderly: A review. *Public Health Nutrition, 7*(7), 943–947. https://doi.org/10.1079/PHN2004558

Willi, J., Süss, H., Grub, J. & Ehlert, U. (2021). Biopsychosocial predictors of depressive symptoms in the perimenopause – findings from the Swiss Perimenopause Study. *Menopause, 28*(3), 247–254. https://doi.org/10.1097/GME.0000000000001704

Weiterführende Literatur

Ayers, B., Forshaw, M. & Hunter, M.S. (2010). The impact of attitudes towards the menopause on women's symptom experience: A systematic review. *Maturitas, 65*(1), 28–36. https://doi.org/10.1016/j.maturitas.2009.10.016

Devlin, R. (2019). *Men ... Let's talk Menopause. What's going on and what you can do about it*. London: Practical Inspiration Publishing.

Hofmann, E. (2001). *Weniger Stress erleben: wirksames Selbstmanagement-Training für Führungskräfte*. Neuwied: Luchterhand.

Hunter, M.S. & Mann, E. (2010). A cognitive model of menopausal hot flushes and night sweats. *Journal of Psychosomatic Research, 69*(5), 491–501. https://doi.org/10.1016/j.jpsychores.2010.04.005

Newson, L. (2021). *Preparing for the perimenopause and menopause*. London: Penguin Life.

Panay, N., Briggs, P. & Kovacs, G. (2015). *Managing the menopause. 21st century solutions*. Cambridge: Cambridge University Press. https://doi.org/10.1017/CBO9781316091821

Literaturempfehlungen

Hautzinger, M. (2022). *Ratgeber Depression. Informationen für Betroffene und Angehörige*. Göttingen: Hogrefe.

Michalak, J., Meibert, P. & Heidenreich, T. (2018). *Achtsamkeit üben. Hilfe bei Stress, Depression, Ängsten und häufigem Grübeln*. Göttingen: Hogrefe. https://doi.org/10.1026/02676-000

Riemann, D. (2016). *Ratgeber Schlafstörungen. Informationen für Betroffene und Angehörige*. Göttingen: Hogrefe. https://doi.org/10.1026/02745-000

Stächele, T., Heinrichs, M. & Domes, G. (2020). *Ratgeber Stress und Stressbewältigung. Informationen für Betroffene und Angehörige*. Göttingen: Hogrefe. https://doi.org/10.1026/02824-000

Wengenroth, M. (2013). *Das Leben annehmen. So hilft die Akzeptanz-und Commitment-Therapie (ACT)*. Göttingen: Hogrefe.

Websites der nationalen Menopausengesellschaften

Deutsche Menopausengesellschaft: www.menopause-gesellschaft.de
Schweizerische Menopausengesellschaft: www.meno-pause.ch

Arbeitsblätter

Arbeitsblatt: Sind Sie in den Wechseljahren? 1

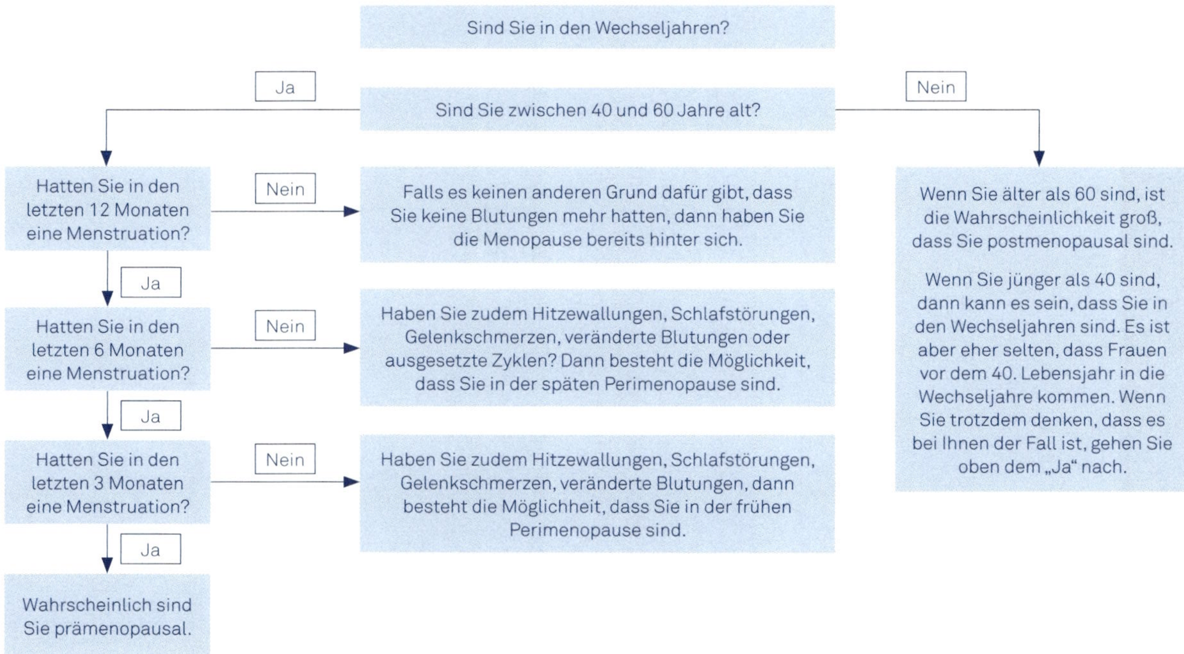

Arbeitsblatt: Die Realisierung Ihres Ziels 2

Haben Sie sich ein Ziel gesetzt oder wollen schon lange mit etwas beginnen? Dann passt diese Übung sehr gut. Überlegen Sie sich Antworten zu den folgenden Fragen und notieren Sie diese auf dem Arbeitsblatt.

Hinweis: Sie können das Arbeitsblatt auch (mehrfach) kopieren, um die Übung einige Male durchführen zu können.

Was ist Ihr Ziel oder Ihr Wunsch? Beschreiben Sie dieses Ziel möglichst genau.

____

____

____

Was wäre das Schönste daran, das Ziel zu erreichen? Stellen Sie sich in allen Details vor, wie es wäre, das Ziel erreicht zu haben.

____

____

____

Was ist Ihr zentrales inneres Hindernis, das Sie davon abhält, das Ziel zu erreichen?

____

____

____

Was können Sie tun, um das Hindernis zu überwinden? Wenn das Hindernis da ist, dann mache ich ...

____

____

____

Versuchen Sie nun, Ihr Ziel zu realisieren.

Arbeitsblatt: Dem Stress auf der Spur 3

In dieser Übung geht es darum, besser zu verstehen, wieso eine bestimmte Situation bei der Arbeit, in der Familie oder anderswo belastend ist und Stress bei Ihnen auslöst.

Hinweis: Sie können das Arbeitsblatt auch (mehrfach) kopieren, um die Übung einige Male durchführen zu können.

Leitfragen:

- Welcher Lebensbereich ist besonders belastend oder stressauslösend?
- Gibt es eine bestimmte Situation, die immer wieder vorkommt und belastend ist?

Beschreiben Sie die Situation

Wann passiert sie?

___

___

___

Wo sind Sie?

___

___

___

Wer ist sonst noch da?

___

___

___

Arbeitsblatt: Dem Stress auf der Spur (Forts.) 3

Was geschieht genau?

___

___

___

Bewerten Sie die Situation

Wie bewerten Sie das Verhalten anderer?

___

___

___

Wie bewerten Sie sich selbst?

___

___

___

Welche Erwartungen haben Sie an sich und andere?

___

___

___

Welche Befürchtungen haben Sie?

___

___

___

Arbeitsblatt: Dem Stress auf der Spur (Forts.) 3

Beschreiben Sie Ihre Reaktion

Was spüren Sie körperlich?

___

___

___

Was fühlen Sie?

___

___

___

Was tun oder sagen Sie?

___

___

___

Arbeitsblatt: Wochenprotokoll

4

Wochentag	Montag	Dienstag	Mittwoch	Donnerstag	Freitag	Samstag	Sonntag
Stressor							
Körperliche Stressreaktion							
Gedanken							
Stresserleben (1–10)							
Beschwerden							
Intensität der Beschwerden (1–10)							

Arbeitsblatt: Meine Hitzewallungen verstehen 5

Lernen Sie Ihre Hitzewallungen mithilfe dieser Übung besser kennen. Überlegen Sie sich hierfür zunächst, was Ihre persönlichen Auslöser für Hitzewallungen sind.

Beobachten Sie sich selbst über die nächsten ein bis zwei Wochen und notieren Sie diese Beobachtungen auf dem Arbeitsblatt im Abschnitt „Beobachtungsphase“. Gehen Sie dann über zur Anpassungsphase und anschließend zur Anwendungsphase und notieren Sie Ihre Ideen und Erfahrungen auf dem Arbeitsblatt.

Hinweis: Sie können das Arbeitsblatt auch (mehrfach) kopieren, um die Übung einige Male durchführen zu können.

Leitfragen:

- *Beobachtungsphase:* Was sind typische Situationen oder Momente, in denen Sie eine Hitzewallung haben? Sind andere Menschen da? Ist es eine bestimmte Tageszeit? Notieren Sie unten Ihre Beobachtung so detailliert wie möglich.
- *Anpassungsphase:* Nach einiger Zeit der Beobachtung überlegen Sie sich nun, was hilfreichere Gedanken (Was denken Sie?) und hilfreicheres Verhalten (Was machen Sie?) sein könnten. Notieren Sie dies weiter unten auf dem Arbeitsblatt.
- *Anwendungsphase:* Versuchen Sie zum Schluss, den neuen, hilfreicheren Gedanken und die neue, hilfreichere Reaktion anzuwenden. Was passiert, wenn Sie das versuchen? Notieren Sie Ihre Beobachtungen ebenfalls weiter unten auf dem Arbeitsblatt.

Beobachtungsphase

Wann kommen die Hitzewallungen?

___

___

___

Arbeitsblatt: Meine Hitzewallungen verstehen (Forts.) 5

Was geht während einer Hitzewallung in Ihrem Kopf vor?

Wie verhalten Sie sich während der Hitzewallungen?

Anpassungsphase

Gibt es einen hilfreicheren Gedanken, den Sie während einer Hitzewallung haben können? Wenn ja, welchen?

Gibt es hilfreicheres Verhalten, das Sie während einer Hitzewallung zeigen können? Wenn ja, welches?

Arbeitsblatt: Meine Hitzewallungen verstehen (Forts.) 5

Anwendungsphase

Können Sie nun den hilfreicheren Gedanken während einer Hitzewallung anwenden/austesten? Wie funktioniert das? Was machen Sie für Erfahrungen?

____

____

____

Können Sie nun auch das hilfreichere Verhalten während einer Hitzewallung anwenden/austesten? Wie funktioniert das? Was machen Sie für Erfahrungen?

____

____

____

Arbeitsblatt: Werte erkennen 6

In dieser Übung geht es darum, dass Sie Ihre eigenen Werte kennenlernen. Lesen Sie die Liste in Ruhe durch und markieren Sie, was Ihnen besonders wichtig ist im Leben.

Leitfragen:

- Was ist Ihnen wichtig im Leben?
- Was motiviert Sie?
- Was ist für Ihr Leben wertvoll?
- Welche Grundsätze bestimmen Ihr Handeln?
- Was bleibt wichtig, auch wenn niemand weiß, dass Sie es tun oder haben?

Abenteuer – Abwechslung – Aktivität – Anerkennung – Angepasstheit – Anregung – Ansehen – Anziehungskraft – Attraktivität – Aufrichtigkeit – Aussehen – Ausstrahlung – Authentizität – Bedeutung – Beförderung – Begeisterung – Beharrlichkeit – Beliebtheit – Bescheidenheit – Besitz – Bewunderung – Beziehungsfähigkeit – Bindung – Bindungsfähigkeit – Charisma – Ehrgeiz – Ehrlichkeit – Eloquenz – Entfaltungsfreiheit – Entwicklung – Erfolg – Erholung – Familie – Fitness – Fortschritt – Freigiebigkeit – Freiheit – Freizeit – Freude – Freundschaft – Geborgenheit – Gelassenheit – Geselligkeit – Geld – Genuss – Gesundheit – Gerechtigkeit – Glück – Harmonie – Häuslichkeit – Heiterkeit – Höflichkeit – Humor – Intellekt – Intelligenz – Karriere – Kinder – Kreativität – Lebensfreude – Lebensstil – Leistung – Lernen – Liebe – Macht – Mobilität – Nachhaltigkeit – Nostalgie – Offenheit – Optimismus – Ordnung – Partnerschaft – Perfektionismus – Pflichterfüllung – Pflichtgefühl – Pünktlichkeit – Reichtum – Respekt – Romantik – Rückhalt – Ruhe – Selbstwert – Selbstbestimmung – Sexualität – Sicherheit – Sieg – Sinn – Sorgfalt – Sportlichkeit – Sympathie – Teamfähigkeit – Toleranz – Tradition – Treue – Überlegenheit – Unabhängigkeit – Unbekümmertheit – Ungebundenheit – Unternehmungslust – Veränderung – Verlässlichkeit – Verantwortungsbewusstsein – Vergnügen – Vertrauen – Vision – Wachstum (persönlich, geistig) – Wertschätzung – Wohlstand – Wohlwollen – Zielstrebigkeit – Zugehörigkeit – Zukunftsorientierung – Zuverlässigkeit